Aesthetic Face Curator

얼굴은 직접 만들어 가는 것

FACE STORY

AMAZING VICTORIA FOUNDER

최윤지 지음

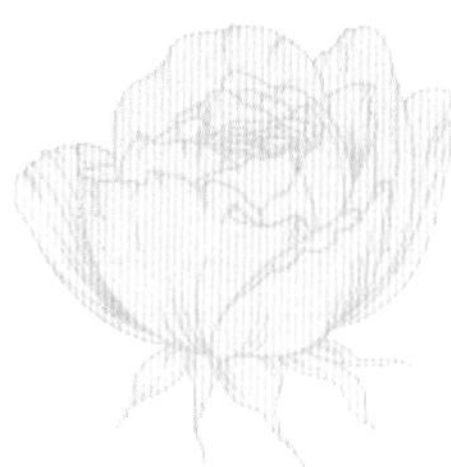

들어가며

누구나 예뻐지고 싶길 원하고 있고, 나는 그들에게 아름다움을 만들어 주는 일을 하고 있는 얼굴전문 관리사다. 나는 진정한 아름다움이란 개인의 내적인 요소와 외적인 요소의 조화다라고 생각한다. 코코샤넬은 20대의 얼굴은 부모가 준 것이지만 50대의 얼굴은 자기가 스스로 만든 가치라고 하였다. 한자에서 아름다움을 가리키는 美 자는 大자와 羊자가 결합한 글자이다. 이 것을 직역하면 큰 양이 아름답다라는 뜻이다. 과거에는 양에게서 털, 우유, 고기 등 얻을 수 있는 것이 매우 많았다. 즉 쓸모 있는 것이 아름답다라는 것이다. 어찌보면 우리는 가치있게 잘 사용되어지기 위하여 꾸미는 것인지도 모른다.

나는 늘 어렸을 적부터 예쁘게 꾸미는 것들에 관심이 많았다. 어릴 적 가지고 놀던 마른인형부터 시작해서 악세서리, 옷 등 색상도 핑크색을 좋아해 모든 것들을 핑크색으로 바꿀 만큼 색깔과 디자인에 유독 관심을 많이 가졌던 것으로 기억한다. 어렸을 적 한 공간 안에 메이크업, 헤어, 피부관리, 네일아트, 의상 등, 모든 것들을 꾸밀 수 있는 곳을 만드는 것을 상상하곤 했다. 신데렐라처럼 내가 요정마술사가 되어 누군가를 변신시켜주는 것을 생각하며 미래를 꿈꾸며 자랐다. 꿈은 이루어진다라고 했듯이 나는 지금 각자가 가진 얼굴들을 분석하여 만들어 주는 얼굴전문가가 되어 있다.

지금은 가상인간이 완벽한 비율로 미인이라는 수식어를 당당히 달고 있는 시대에 살고 있지만 인간의 아름다움은 인간이 가지고 있는 고유한 생명과 함께 발휘될 때 진정한 아름다움을 갖는 것이다. 따라서 완벽한 비율을 가진 가상인간들의 미모가 아무리 뛰어날지라도 내면의 향기는 흉내 낼 수 없기에 생명력이 짧을 수 밖에 없다. 사람은 누구나 상대방의 이러한 내면의 향기를 느끼고, 상대방이 느끼는 내면의 향기로 인해 결국 감정적으로 공감하는 미인을 좋아하게 된다.

인간은 본능적으로 미인을 보면 부드럽게 대하고, 자연스럽게 눈이 간다. 하지만 자석처럼 눈길을 끌어당기는 미인이라도 내면의 향기가 없으면 금방 식어 버리는 것이 아름다움이다. 아름다운 외모에 내면에서 풍기는 은은한 향기까지 더해졌을 때 인간 고유의 아름다움이 나타난다. 즉, 자신의 외모를 아름답게 가꾼다는 것은 외모만을 꾸미는 것이 아니라 내면에서 풍기는 아름다운 향기를 통해 자기 자신에 대한 존중을 담고 있는 것이다.

미의 기준은 나라마다 문화마다 다양하며 다르다. 그러나 예로부터 전해오는 미에 대한 고유의 규칙이 있으며, 문화마다 많은 역사의 사건들로 인해 바뀌기도 하고 새로운 기준이 생기기도 한다. 현대 미인의 기준을 보면 커다란 눈, 오똑한 코, 볼륨감 있는 이마, 앵두 같은 입술 등 현재까지 우리가 찬양하던 기준이라고 볼 수 있다. 시대에 따라 미인의 기준도 변하기 마련이며 나라마다 미인을 보는 기준 또한 많은 차이가 나지만 내가 생각하는 아름다움은 나만이 가지고 있는 개성이 보기 좋게 표현 되는 희소성이라 생각한다.

이 시대의 아름다움의 기준을
다시 만들어 가고 싶다.

자기 얼굴에 책임을 져야 한다라는 말은 여러 가지 의미를 가지고 있다. 우리의 얼굴은 태어 날 때 주어지지만 살아가면서 표현하는 감정이나 외부로부터 받는 느낌을 통해서 만들어 진다. 나의 생각은 긍정적인 생각과 내면적인 여러 가지 요소들에 의해 인상과 이미지를 만들어 간다고 생각한다. 나만이 가질 수 있는 매력과 가치, 그것을 표현할 수 있는 자신감, 고유한 매력에 대한 본인만의 향기로 당당하게 소통하는 여성상, 흐트러진 모습조차 아름다움 모두의 시선을 한 몸에 받는 상황에서도 여유 있는 모습. 그 모습을 찾아가는 것. 이런 것들이 모여 나를 표현하며, 대신해 줄 수 없는 나만의 아름다움이 나타나는 것이다.

현대에 와서 우리는 모두 미인의 홍수시대에 살고 있다. 의학의 힘이 크게 작용되어진 시기에 지금의 미인은 아마도 외모뿐 아니라 여러 가지 능력이 함께 겸비되고 인품까지 갖추게 되었을 때 이 사회가 원하는 미인이 된다. 그래서 진정한 아름다움이란 태어나는 것이 아니고 만들어지는 것이다. 특히 우리가 가진 얼굴은 창조적으로 만드는 것이며 그것을 바탕으로 나 자신이 가진 새로운 이미지가 되는 것이다. 얼굴이 갖는 여러 가지 기능 중 가장 중요한 것은 사회적 소통에 있다. 기억되는 인상을 가진다는 것은 매우 사회생활에서 장점으로 작용된다. 단순한 얼굴의 모양새가 아니라 얼굴 안에 보이지 않는 질서로 이루어져 있다. 따라서 얼굴을 만든다는 것은 외적인 요소 뿐 아니라 내면적인 요소가 필요하다.

나는 지금 이 사회가 필요한 진정한 미인을 만드는 일을 나의 천생연분인 남편과 함께 하고 있다. 나의 남편은 늘 부족한 점을 채워주고 매번 발전할 수 있도록 채찍질과 쓴 소리를 해주는 유일한 사람이며 스승이자 연인이자 친구이자 부모 같은 사람이다. 죽음의 갈림길에서도 나와 아이들을 포기하지 않고 끝까지 힘을 내어 온전한 가정을 만들어주었고 정서적인 안정감과 넘치는 사랑으로 나의 삶을 완성해준 사람이다. 진정한 사랑을 실천하는 사람과 같이 아름다움을 창조해 나가는 일을 하고 있는 나는 행복한 사람이라고 늘 감사하게 여기고 있다. 또한 하루도 빠지지 않고 새벽마다 기도로 힘을 주시고 사회인으로서 우뚝 자리 잡게 하며 이 자리까지 올 수 있게 뒷바라지 해주신 시부모님께 감사 인사드리고 싶고 나의 동반자 리더들과 직원들에게 고맙다는 말 전한다. 또한, 멋진 직원들과 함께 밝은 미래를 꿈꿀수 있으며 에스테틱 업계의 희망과 이 일의 가치를 전달할수 있음에 감사함을 느낀다. 그리고, 인체의 학문적 지식을 채워주시고, 삶과 미용에 대한 자세와 기준을 세워주시며 이 책의 감수를 해 주신 김효린 박사님께 존경과 사랑을 보낸다. 마지막으로 나의 삶을 주관하시고 은혜주신 주님께 영광을 돌린다.

Amazing Victoria

"꾸준함은 탁월함을 이긴다."

차 례

I. SKIN

II. FACE

III. BODY

I.

Skin

피부 알기

살결이란

살결이란 피부의 소릉과 소구의 높낮이를 말한다. 소릉과 소구의 높낮이 차이가 낮을수록 살결이 곱다고 한다. 인체 전체를 덮고 있는 피부는 성인 몸무게의 7%를 차지하며 인간이 가지고 있는 장기 중 가장 큰 기관이라 말할 수 있다. 외부환경으로부터 우리 몸을 보호하고 체온을 조절하며 감각을 느끼게 하며, 크림을 바르는 등 몸 표면을 싸고 있는 피부의 전체 무게는 3kg~4.5kg 정도이다.

고운 살결을 유지하기 위해서 현대인들은 로션도 바르고 여러 가지 방법들을 사용하지만 여러층으로 이루어져 있는 표피 각 층마다의 고유한 역할분담이 잘 이루어져 있어야 고운 살결을 유지할 수 있다.

동양의학에서는 피부를 두고 안이 밝아야 밖에도 밝다고 말한다. 여기서 말하는 안이란 오장육부의 기능을 뜻하는 것이다. 즉, 살결이 나빠지는 원인은 겉에 있는 것이 아니고 속에 있다는 것이다. 일찍부터 살결을 매끄럽게 하는 약초로 함초를 권하고 있는데 사실 함초라는 약재는 피부에 직접 작용하는 약재가 아니고, 대장의 숙변을 제거하여 장 청소를 도와주는 약재이다. 이렇듯 살결이 고와지기 위해 중요한 인자는 뱃속이 깨끗해야 한다는 것이고, 이는 뱃속이 깨끗해지면 혈액이 맑아지기 때문에 피부가 맑아진다고 여긴 것이다.

고운살결은 선천적으로 타고난 살결도 있지만 후천적인 관리가 현대에서는 중요하게 차지하고 있다. 동양의학에서는 피부를 폐와 대장과 연관지어 말한다. 임상적으로 장을 먼저 고치면 혈액이 맑아지고, 이에 따라 머리가 맑아지면 절로 살결이 고와진다고 말하며, 피부는 가장 마지막 단계라고 설명하고 있다.

많은 현대인들은 피부를 직접 자극하여 혹사하는 것 뿐 아니라, 정신적으로도 혹사하고 있다. 인체는 정신적으로 스트레스가 심하면 부신에서 만들어내는 스트레스호르몬이라 하는 코티졸 생산이 증가한다. 코티졸은 산화작용이 강한 독성물질이다. 독성물질이 간에서 해독되지 않고, 혈관을 타고 돌아다니면 외모를 아무리 공들여 관리해도 고운 살결을 유지할 수 없다.

스트레스가 쌓이면 우리가 휴식을 취하듯 피부 역시 휴식이 필요하다. 휴식을 통해 새로운 세포가 생겨나오면서 거뭇거뭇한 각질 세포가 저절로 벗겨져 떨어져 나오면서 살결이 깨끗해 지는 것이다. 또한 살결이 고와지려면 피부가 가지고 있는 고유의 층들이 각자의 기능을 제대로 할 때 피부미인이 된다. 한때 엄청 유행했던 달팽이크림도 알고보면 달팽이가 스트레스를 받아 나오는 점액으로 만든 것이다. 달팽이 점액이 피부의 수분보유력을 높여줘 탄력이나 촉촉한 피부를 만든다고 알고 있다. 달팽이 점액은 달팽이가 스트레스 받을 때 분비되는 물질이다. 그리고, 달팽이 점액에는 포함된 성분은 개인의 피부타입 및 개인마다의 호르몬 특성에 따라 받아들이는 기제가 달라질 수 있기에 달팽이 크림 사용 시 좋다고 알려진 성분도 내 몸에는 독이 될 가능성도 있다는 사실을 잘 숙지하고, 사용 시 주의해야 한다.

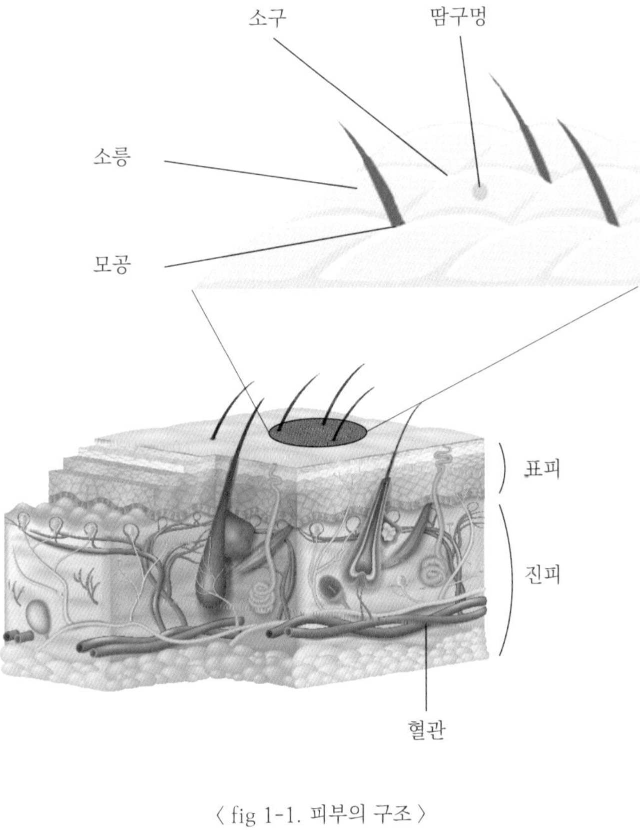

〈 fig 1-1. 피부의 구조 〉

표피와 진피는 출생이 다르다

피부는 몸 안의 여러 기관의 주요한 기능 수행을 위해 몸의 안과 밖의 경계를 이루는데 표피는 피부의 가장 바깥쪽에서 각질을 생성하고 피부를 보호하는 역할을 하는 표피와 혈관이 풍부하게 발단된 내부 결합조직인 진피로 구분된다.

표피와 진피는 엄마 뱃속에서부터 다른 출생을 가진다. 표피는 신경이나 뇌와 같은 외배엽에서 발생하고, 두꺼운 세포층으로 피부의 탄력, 윤기, 긴장도에 관여하는 진피는 근육이 발생되는 중배엽에서 탄생한다.

외배엽에서 발생하는 표피의 구조물들이 연장되어 진피 안으로 자라나기 때문에 태어날 때부터 발생한 피지선의 구조적 결함은 성장하면서 피부질환이 발생하는 원인이 될 수 있다. 또한 진피에 발생하는 땀샘이나 기름샘 등은 여드름과 연관되기 때문에 피부의 부속기관이 발생히는 시기가 중요한 의미를 지닌다.

피부에는 두 종류의 기름샘과 땀샘이 있으며 기름샘은 발생 중인 털주머니의 상피 뿌리집 안의 싹에서부터 발생한다. 기름샘은 성인의 피지를 만드는 곳이다. 기름샘 안의 피지분비관에 존재하는 세균에 의해 중성지방이 분해되어 생기는 유리지방산이 여드름 발생과 관련이 깊기 때문에 기름샘이 만들어지는 과정에서부터 이미 여드름의 원인을 가지고 태어날 수 있게 된다. 땀샘은 발생 20주에 만들어지기 시작하는데 표피세포가 자라서 안쪽으로 밀고 들어오는 구조의 형태로 발생한다.

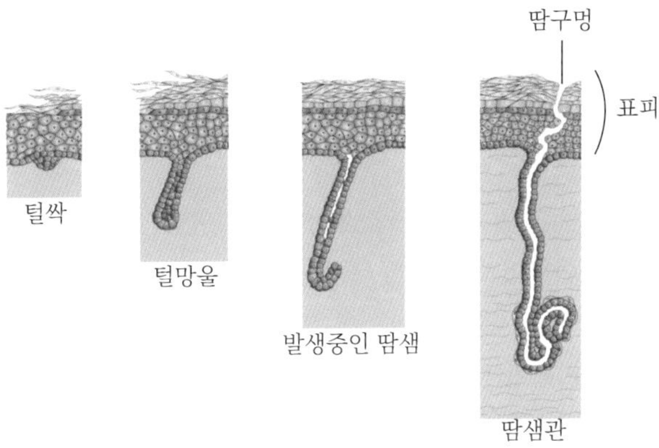

〈 fig 1-2. 땀샘의 발생 〉

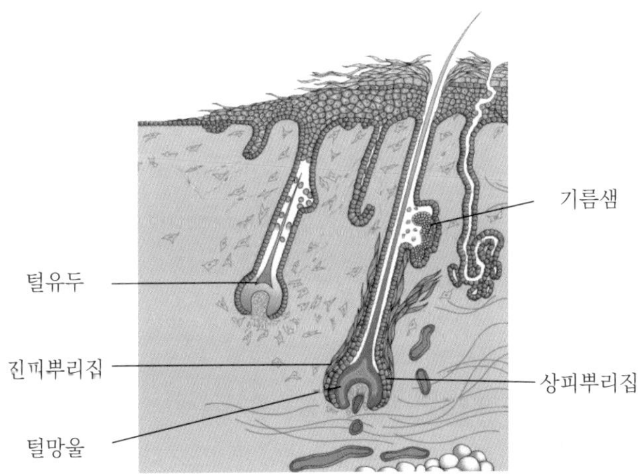

〈 fig 1-3. 기름샘과 땀샘의 구조 〉

천연보습인자 각질층

각질층의 턴오버작용은 약 28일주기로 일어난다. 각질층은 주로 케라틴으로 이루어져 있는데, 특히 때의 주 성분은 표피층에서 떨어져 나가는 늙은 세포이다. 피부에 생기는 때는 피부에서 분비된 피지와 떨어지는 세포와 먼지가 혼합된 것으로 가벼운 목욕만으로도 처리가 된다. 각질층은 가장 표면에 있는 층으로 천연보습인자가 있으며 케라틴단백질과 지질로 구성되어 있다. 각질층의 수분함량은 10~20%이며 10%이하가 되면 건성피부 증세가 나타난다.

각질층은 58%의 각질과 11%지질 31%의 천연보습인자로 구성된다. 앞서 말한 바와 같이 각질은 케라틴으로, 지질은 세라마이드, 지방산, 콜레스테롤로 구성되어 있다. 10가지 이상의 물질로 구성된 천연보습인자는 표피층에서 수분을 일정하게 유지하는 역할을 한다.

각질층의 세포는 분열 후 2주가 지나면 죽은 세포로 변화한다. 죽은 세포 안에는 단백질과 아미노산이 있으며, 수분도 함유하고 있다. 두껍게 형성된 각질층은 인체 안의 수분유출을 막아주는 작용을 하기 때문에 피부가 촉촉하도록 유지해주는 중요한 인자이다. 이러한 구조를 통해 외부의 물리적 자극으로부터 피부를 보호하는 역할을 한다.

fig 4.의 각질층의 구조를 보면 벽돌모양은 단백질이고 벽돌과 벽돌 사이의 시멘트 역할을 하는 성분이 세라마이드이다. 천연보습인자는 각질세포인 벽돌모양의 내부에 들어있고, 물과 기름이 2층구조로 쌓여 있는 라멜라구조이다. 이러한 라멜라구조로 인해 우리 피부에 수분과 유분이 적정한 균형이 매우 중요하다.

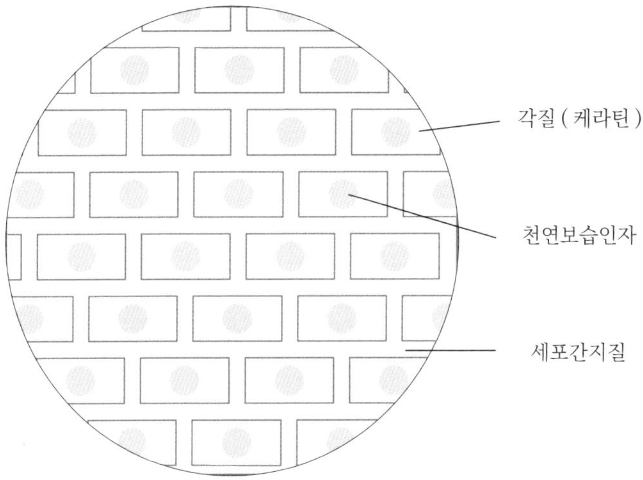

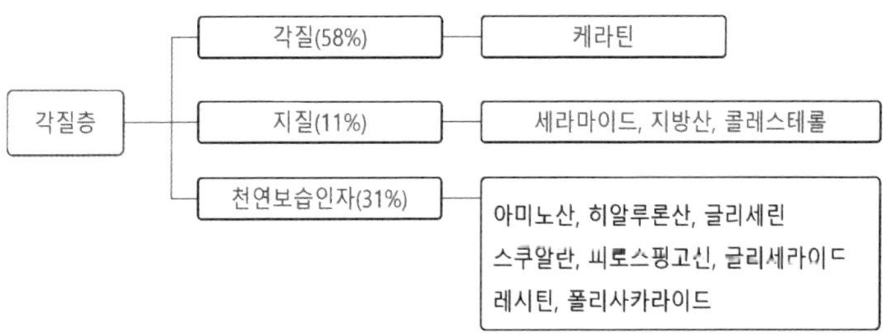

〈 fig 1-4. 각질층의 구조 〉

천연보습인자(NMF)의 구성물질은 아미노산 40%, 젖산12%, 피롤리돈카르본산 12%, 요소 7%, 나트륨 5%, 칼륨 4%, 암모니아 1.5%, 마그네슘 1%, 기타 9% 등이다.

빛을 반사하는 투명층

투명층은 각질층과 과립층 사이에 있는 층으로 무색,무핵 세포들로 구성되어 있으며 반유동성 물질인 엘라이딘이 존재하는 층이다. 엘라이딘은 수분침투를 방지하는 역할을 가지고 있고, 반유동적인 단백질 성분으로 구성되어 있다. 투명하게 보이는 투명층은 빛을 굴절시켜 차단하는 특성이 있어 자외선으로부터 피부를 보호한다. 과립층에서는 세포들이 분열하지 않기에 세포들의 퇴화가 시작되어 위층으로 올라가 각질이 되고, 투명층에서는 케라토히알린과립은 없어지고 세포의 투명도가 증가한다.

또한 투명층은 얇은 피부층에서는 볼 수 없고 두꺼운 피부를 가진 손, 발바닥 부위에 존재한다. 빛을 굴절시켜 차단하기 때문에 피부에 있는 멜라닌 색소가 올라오지 않는다. 예를 들어 흑인들의 손바닥이 유독 하얗게 보이는 현상을 말할 수 있다. 손바닥의 투명층이 빛을 굴절시키기 때문에 자외선에도 타지 않고 하얀색을 유지하는 것이다.

투명층은 외부로부터 수분을 흡수하지 않는다. 이러한 증상은 대표적으로 목욕탕에서 오래 있을 경우 손발이 쭈글거리는 현상을 그 예로 들 수 있다. 이러한 현상이 발생하는 원인은 손가락 끝 피부의 각질층으로 수분이 스며들어 팽창하는 반면, 바로 아래 투명층은 수분이 스며들지 않기 때문에 부피에 차이가 생겨서 주름이 지게 되는 것이다. 인체에서 투명층은 입술, 손바닥, 발바닥에만 존재한다. 대부분이 엘라이딘으로 구성되어 있고, 수분손실과 전해질 통과를 막는 방어막 역할을 한다.

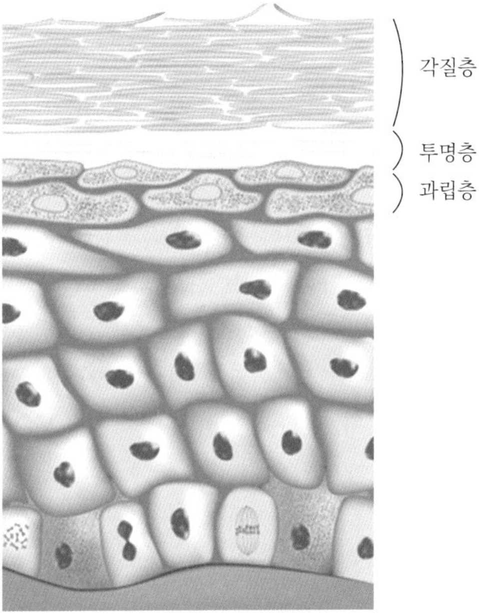

〈 fig 1-5. 각질층과 투명층 〉

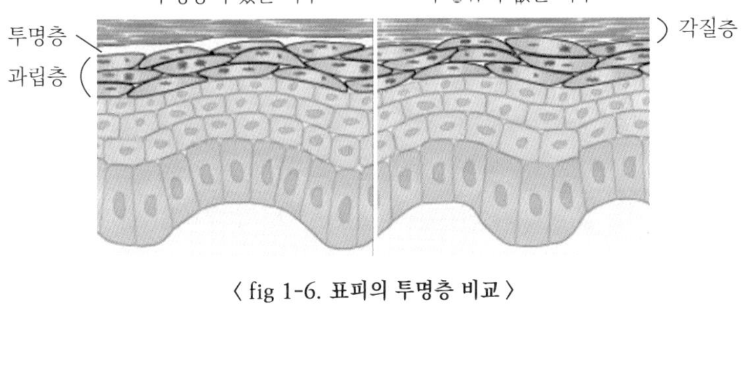

〈 fig 1-6. **표피의 투명층 비교** 〉

피부 탄력을 만드는 과립층

과립층은 유핵세포로 구성되어 있으며 수분손실을 방지하며 수분을 저장하는 창고 역할을 한다. 피부의 촉촉함과 더불어 피부탄력을 유지하는데 가장 중요한 층이기도 하며 본격적인 각질화 현상이 일어나는 층이다. 케라틴이라는 단백질을 생성하여 피부를 보호하는 역할을 하기도 하고, 체온조절의 역할도 있으며, 자외선으로부터 보호하는 기능도 가지고 있다. 만약 과립층이 없다면 외부손상에 취약하게 되고 체내 온도조절이 어렵게 된다.

과립층에는 케라토히알린이라는 독점적 구조가 있다. 이 구조는 층판과립과 더불어 세포를 퇴화시키는 기능을 한다. 층판과립 안에는 세라마이드가 들어 있으며 밀려올라가는 과정에서 과립층 상부막과 만나 지질막을 형성한다. 세포들이 과립층부터 편평해지기 시작하며 수분이 감소되어 점점 납작해진다.

세포 퇴화 첫 징후가 세포질 내부의 케라토히알린 과립과 층판과립이 생성되는 것이다. 과립층부터 세포분열이 일어나지 않기 때문에 퇴화되어 점점 위로 올라가서 각질이 된다. 이 각질이 피부장벽이 되어주는 것이다.

또한, 피부내층의 수분증발을 방해하는 역할을 하는 케라토히알린은 이물질의 침투도 막아주는 역할을 한다. 각질층의 케라틴섬유를 서로 응집시켜 수분이 배출되게 만든다. 그리고 각질의 구성요소인 천연보습인자와 함께 각질막, 세포간 지질막을 만들어주는 과립세포를 생성하고 분해하기 시작한다.

케라토히알린은 각질세포를 변화시키는데 중요한 인자로 작용되며, 이로 인해 각질층의 프로필라그린이 분해되어 필라그린이라는 물질이 만들어 진다. 즉, 피부장벽의 천연보습인자와 케라틴단백질을 만들어내는 성분인 것이다. 대표적으로 피부 질환으로 큰 고통을 받고 있는 아토피 환자들의 유전자 중 필라그린 유전자에 돌연변이가 발견된 것을 통해 유추해 보면 필라그린이라는 물질이 피부장벽에 실질적 영향력을 가지고 있다는 것을 알 수 있다. 몸 속의 필라그린은 표피의 항상성에 필수적이며, 피부의 생리학적 산성을 유지하는데 중요한 역할을 한다.

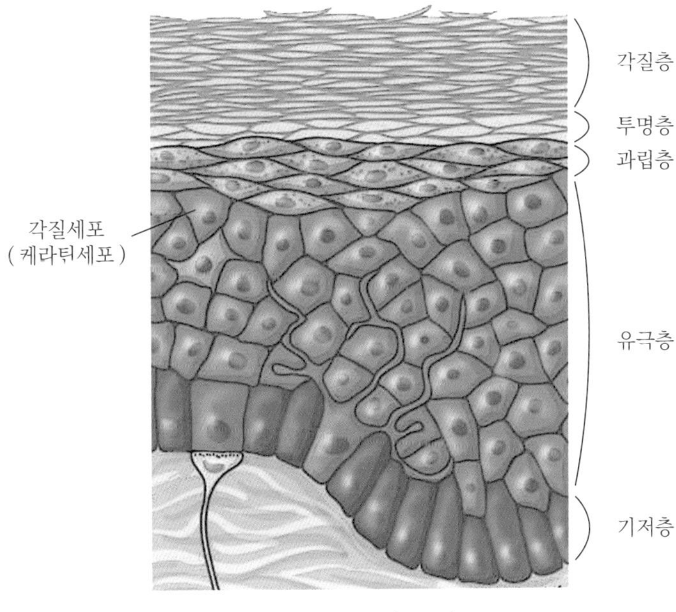

〈 fig 1-7. 표피 구조 〉

면역에 관여하는 유극층

유극층의 세포모양은 다각형의 가시모양돌기로 되어 있어 가시층 이라고도 한다. 세포표면에 가시모양의 돌기는 강력한 접착력을 지닌 데스모좀(desmosome)이라고 하며, 돌기와 돌기가 세포사이의 다리를 형성한다. 유극층은 세포배아층으로 세포돌기를 형성하며 세포와 세포 사이를 연결한다. 세포돌기는 살아 있는 유핵세포가 있어 계속 분열하여 과립층을 형성하고, 이는 표피층 중 가장 두꺼운 층이 된다. 피부에서 이 곳을 통해 노폐물이 배출되고 물질교환이 이루어진다.

유극층에는 피부의 건강을 책임지는 면역을 담당하는 랑게르한스.세포가 존재하는 층이다. 세포와 세포사이에 림프액이 흐르고 있어 랑게르한스세포와 피부의 혈액순환, 그리고 영양공급에 관여하는 물질대사가 이루어진다. 랑게르한스세포는 피부의 자연 방어 시스템의 일부분을 담당하며, 자외선이나 세균 및 바이러스로부터 보호 한다. 따라서, 유극층은 피부의 면역반응이나 알레르기반응과 관련이 깊다.

화장품을 얼굴에 바르면 상피에 침투된 화학적 물질에 대한 반응이 랑게르한스세포에 의해 반응되어 림프조직으로 이동되고, T세포에 정보가 전달되어 반응을 유도하는 것이다. 이로 인해 피부의 면역반응과 알레르기반응과 같은 피부면역기능에 관여하여 피부의 과민반응이 나타난다.

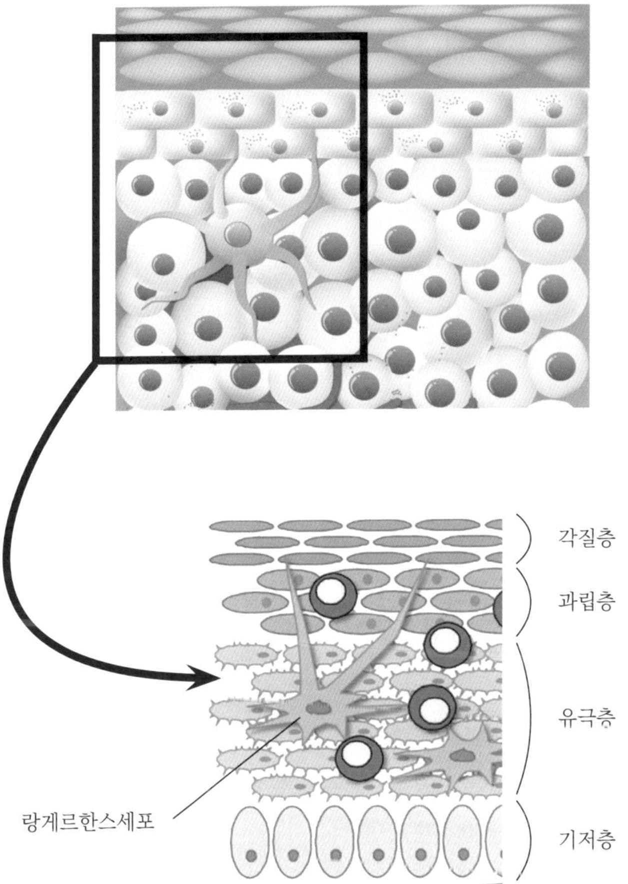

〈 fig 1-8. 피부의 유극층 〉

멜라닌세포가 있는 기저층

표피의 가장 아래쪽에 물결모양의 기저층은 진피와 연결하는 중요한 구조물이다. 물결모양의 요철이 깊을수록 진피와 닿는 면적이 단단히 결합된다.

물결모양의 주름이 깊을수록 탄력있는 피부이고, 노화가 진행 될수록 평평해지며 영양공급과 노폐물 배출기능이 떨어진다. 진피는 표피와 피하 조직 사이에 분포하는 구조로서 콜라겐, 탄성 섬유 및 세포외 기질들의 밀도가 높고 불규칙하게 분포하는 결합 조직으로 구성되어 있어 외부의 물리적인 스트레스로부터 신체를 보호하는 역할을 한다. 기저층은 피부 표피의 가장 아래에 분포하고 있으며, 위에 있는 유극층과 밑에 있는 진피 사이에 위치한다. 기저층을 구성하는 세포는 위에 있는 유극층과 접하고 아래로는 진피와 접한다. 위, 아래층에 접촉하는 부분 외의 다른 접촉은 기저층을 이루는 세포와 세포 사이에서 일어난다. 표피를 구성하는 세포들은 밀접하게 연결되어 외부환경으로부터 조직을 방어할 수 있는 단단한 장벽의 역할을 한다. 기저층에 있는 기저세포는 새로운 세포를 생성하는 줄기세포가 생성되며 기저층에서 생성된 각질형성세포는 시간이 지남에 따라 표피의 위층으로 점차 이동하면서 세포의 모양이 변하게 된다. 기저층에서 각질층까지 도달하는 시간은 대략 2주 정도이며, 각질층에 탈락하기까지 2주정도 걸려 총 4주의 각화과정이 발생한다. 진피층에 있는 모세혈관으로부터 영양분과 산소를 공급 받아 세포분열을 촉진하고 유극층으로 올라가면서 새로운 세포를 생성하게 된다.

기저층에는 세 개의 세포가 존재는데 각각 각질형성세포, 멜라닌세포, 메르켈세포라고 부른다. 각화세포인 각질형성세포가 존재하는 층으로써 각화과정이 지나도 각질이 탈락하지 않으면 각질히 두꺼워 지는 증상이 발생하고, 이러한 각질이 모공을 막게되면 여드름이 나는 원인 중 하나가 된다. 또한, 색소세포인 멜라닌세포가 있어 피부색을 결정하고 촉각세포인 메르켈세포는 신경세포와 연결되어 있어 촉각을 감지한다.

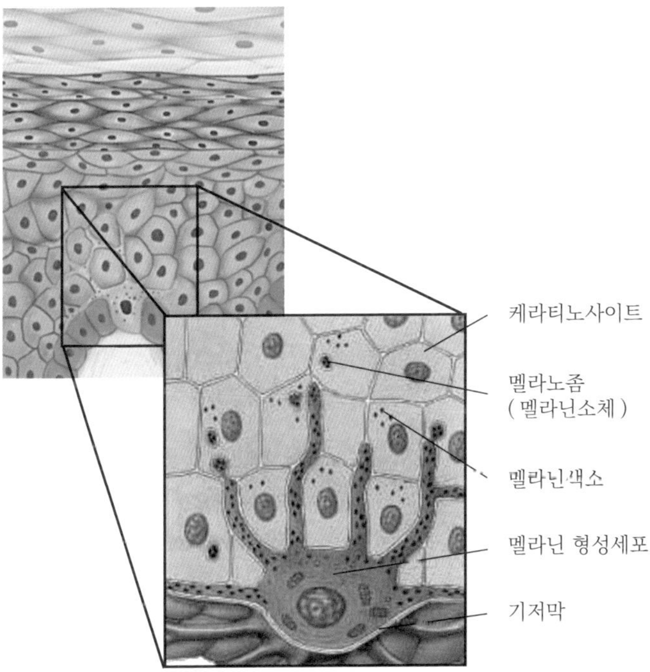

〈 fig 1-9. 기저층 〉

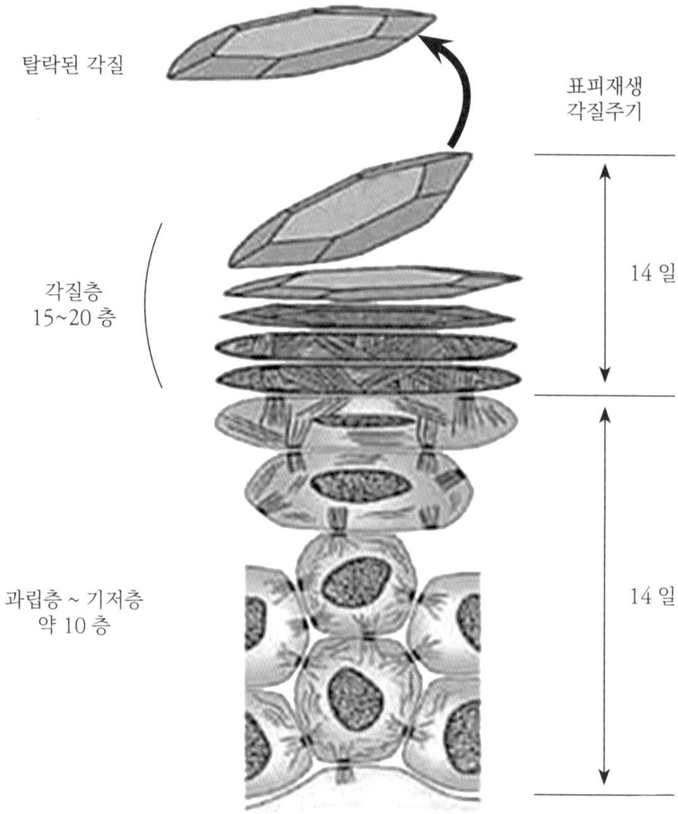

〈 fig 1-10. 표피재생 각질 주기 〉

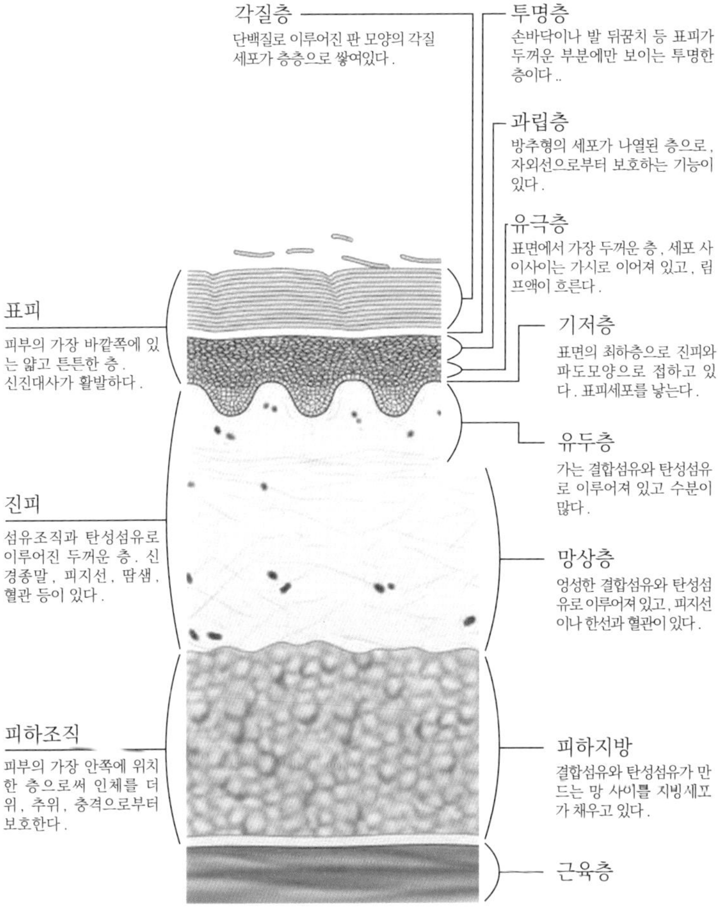

〈 fig 1-11. 피부의 구조 〉

진짜 피부, 진피

진피는 표피 아래의 두꺼운 세포층으로써, 성긴 결합조직으로 구성되어 있다. 표피보다 약 15~40배 정도 두꺼운 피부층은 외부에서 발생하는 압력과 장력으로부터 신체를 보호한다. 진피층은 혈관이나 신경, 림프 등이 복잡하게 얽혀 있고, 표피에 영양분을 공급하여 표피를 지지하고 있으며, 피부의 다른 조직들을 유지하고 보호해 주는 역할을 한다. 특히 피부탄력이나 색소, 흉터, 주름 등 주된 피부 고민은 진피층에 문제가 있을 때 나타난다.

진피층은 구조적으로 유두층, 유두하층, 망상층으로 나뉜다. 유두층은 얇은 교원섬유가 드문드문 성글고 불규칙하게 배열되어 있는 성긴 결합조직으로 되어 있으며 혈관이 분포하고 신경섬유도 있다. 혈관과 감각신경종말이 이 층에 모여 있다.

유두층은 피부의 체온조절 시스템에 관여하며, 이 곳에 문제가 있을 경우 안면홍조 증상이 나타날 수 있다. 안면홍조는 모세혈관들이 늘어나 발생하는 증상으로 교감신경이 흥분하면 말초 모세혈관이 수축하고, 반대로 얼굴에 있는 모세혈관이 확장되어 나타난다. 교감신경이 활성화되면서 얼굴의 피부 혈관이 이완되어 혈액량이 늘어나기 때문이다. 특히 양 볼의 피부가 자주 붉게 변하는데 얼굴 혈관의 이완은 국소적 이유이고, 몸에서 발생하는 문제와 연관지어 생각해야 한다. 바로 이 부분이 피부열증을 표면적으로 접근할 경우 관리에 실패할 확률이 높은 이유이다.

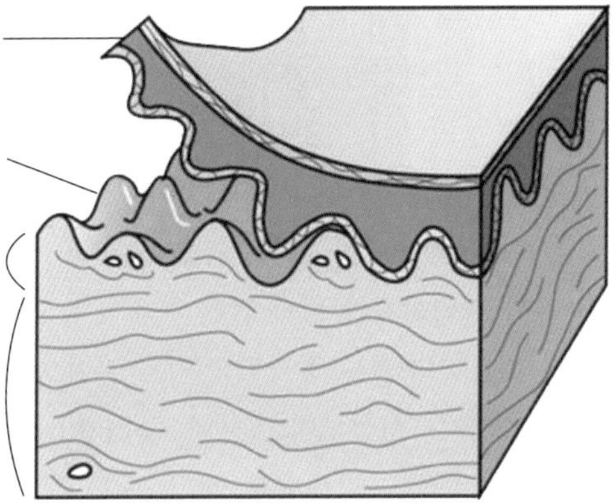

〈 fig 1-12. 진피의 구조 1 〉

진피는 유두진피와 망상진피의 두 층으로 이루어져 있으며, 혈관층에 의해 나뉘어 진다. 모세혈관이 그물모양으로 유두 내 분포하는 유두진피는 표피세포에 영양공급을 한다. 유두진피는 망상진피에 비해 결합조직이 느슨하고 가느다란 교원섬유로 되어 있다. 섬유아세포, 림프구, 비만세포, 대식세포와 혈관을 가지고 있으며, 물결모양으로 표피와 경계를 이루고 있어 여러물질들을 교환할 뿐 아니라 피부가 떨어지지 않도록 지지한다. 섬유아세포의 기능이 저하되면 표피와 연접한 물결모양이 점점 평평하게 되니 피부물결이 깊고 구불거릴수록 탄력있는 피부라 할 수 있다.

망상층은 진피층의 대부분을 차지하는 층으로써, 단백질 섬유의 형태로 존재하며 표피층에 영양을 공급한다. 망상층은 그물층이라고도 하는데 섬유성 단백질로 구성된 아교섬유와 엘라스틴 단백질인 탄력섬유가 서로 엉켜 그물의 형태를 하고 있기 때문이다. 진피의 75%

를 차지하는 망상진피에는 굵은 아교섬유가 있으며 결합조직의 밀도가 더 높고 두껍다. 피부의 보습과 탄력을 담당하는 망상진피층은 섬유아세포에서 생산되는 단백질의 교원세포가 신축성을 만들고, 탄력섬유가 피부의 늘어짐을 만든다. 섬유아세포는 콜라겐과 엘라스틴 등 세포 밖의 기질 단백질을 생성한다. 망상층의 기능이 저하되면 탄력이 없어지고 엘라스틴 합성이 저하되어 주름을 만든다.

또한, 콜라겐 섬유와 탄력섬유가 실과 같은 형태로 불규칙한 그물을 이루고 있어 피부탄력을 결정짓는 중요한 인자로 작용한다. 진피층은 피부재생을 돕는 다양한 구성성분이 있으며, 콜라겐, 엘라스틴,히알루론산, 섬유아세포, 면역세포, 모세혈관, 모낭 등의 조직이 복잡하게 얽혀 있는 구조층이다. 특히 피부탄력과 깊은 연관이 있는 엘라스틴이나 콜라켄, 히알루론산을 생성하는 섬유아세포를 어떻게 유지하고 생성시키는가는 피부상태를 결정 짓는 중요한 인자라고 할 수 있다.

섬유아세포의 기능과 수가 감소하면 피부노화가 진행된다. 또한 콜라겐이나 히알루론산의 합성능력도 저하되기 때문에 충분한 영양공급과 산소운반능력이 저하된다.

즉, 피부관리시 굳어 있는 진피층의 결합조직을 어떻게 회복시킬 것인지는 매우 중요한 기술이라 할 수 있다.

연구에 의하면 망상층의 섬유모세포와 유두층의 섬유아세포의 크기가 다르다고 한다. 나이가 들어갈수록 망상섬유아세포의 수는 줄지만 감소폭이 크지않고 유두섬유모세포의 세포수는 줄지만 감소 폭이 크다고 했다. 이는 유두섬유아세포의 감소폭이 줄을수록 항노화에 좋다는 것을 말한다. 따라서 나이가 들어감에 따라 유두섬유아세포가 감소하면 그만큼 표피의 두께도 감소한다는 것을 의미하기 때문에 효과적인 관리를 위해서는 0.3mm에 있는 유두진피층의 섬유모세포를 활성화 하는 방법을 모색해야한다.

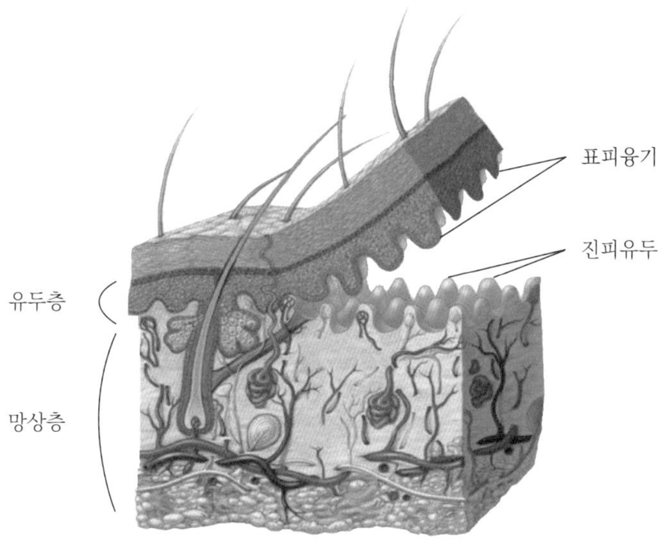

〈 fig 1-13. 진피의 구조 2 〉

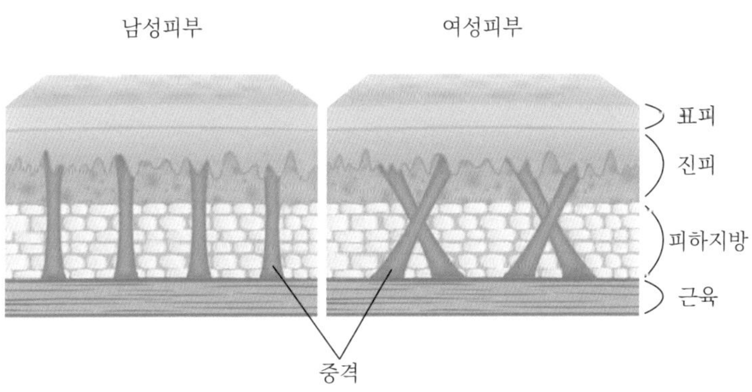

〈 fig 1-14. 남성과 여성의 피부 〉

피부 노화와 주름을 결정하는 콜라겐과 엘라스틴

아교질이라 부르기도 하는 콜라겐은 결합조직의 주 성분이다. 피부 노화의 가장 큰 원인인 주름을 만드는 데에는 콜라겐이 핵심적인 역할을 한다. 피부 노화는 크게 자연적인 노화와 자외선에 의한 노화로 분류 할 수 있다. 어떤 노화의 형태이든지 둘 다 콜라겐과 엘라스틴을 구성하는 섬유를 손상시킨다.

망상진피층에 있는 콜라겐과 엘라스틴은 피부에 탄력을 만드는 물질로써, 이 두 물질이 감소하면 팽팽하던 피부층이 느슨해지면서 주름이 생기는 것이다. 여성의 경우 사춘기 이후부터는 여성호르몬의 활발한 활동으로 인하여 피부가 팽팽하게 유지 되지만 폐경 후 콜라겐 함량이 줄어들면서부터 피부 두께가 얇아지며 노화의 속도가 매우 빨라지게 된다.

남성과 여성 모두 피부의 구조는 같지만 대표적으로 다른점은 진피의 75~80%를 차지하는 망상진피의 핵심성분인 콜라겐의 두께이다. 남성이 여성보다 피부의 두께가 약 0.3mm정도 더 두껍다. 한 연구에 따르면 남성의 피부 두께가 더 두꺼운 이유는 호르몬의 농도 차이로 인하여 남성의 콜라겐이 두꺼워서 라고 한다. 남성의 피부는 노화속도가 여성에 비해 느린 편이다. 이는 두꺼운 콜라겐층에 의한 것으로, 통상적으로 여성에 비해 노화는 더디지만 주름은 여성보다 깊고 굵게 만들어지는 양상을 띄고 있다.

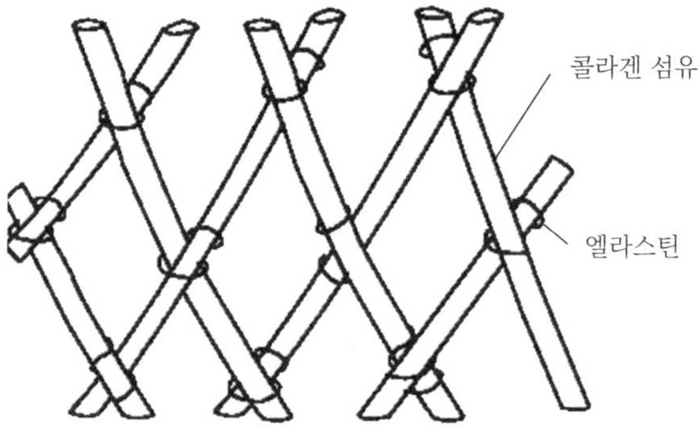

〈 fig 1-15. 콜라겐 섬유의 구조 〉

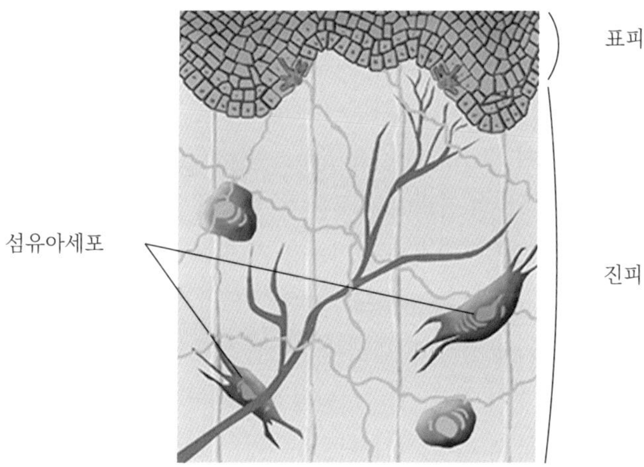

〈 fig 1-16. 진피와 섬유아세포 〉

본래 진피층에는 누구나 섬유아세포 성장인자를 가지고 있지만 20대 후반부터는 급격히 감소한다. 물론 시중에는 부족한 섬유아세포 성장인자를 직접 주입하는 화장품도 출시되어 있지만 가장 중요한 것은 결합조직으로 이루어진 진피층이 굳지 않게 만들어 섬유아세포성장인자가 빨리 소멸되지 않고 유지되도록 하는 것이다.

엘라스틴이라는 명칭은 '탄력'을 뜻하는 'elastic(엘라스틱)'이라는 단어에서 유래했다. 탄성 섬유로 구성되어 있어 피부 조직의 유연성과 신축성, 복원력이 뛰어나다. 흔히 '피부탄력' 하면 콜라겐을 생각하는 사람이 많다. 그래서 많은 여성들이 콜라겐음식을 선호한다. 하지만, 피부를 구성하는 요소 가운데 탄력과 가장 밀접한 연관이 있는 것은 콜라겐보다 엘라스틴이라고 말할 수 있다.

엘라스틴은 단백질의 일종으로 콜라겐과 더불어 결합조직을 구성하고 콜라겐과 함께 피부의 탄력을 유지하는 신축성을 가진 단백질이다. 엘라스틴은 보통 콜라겐 섬유가 교차되는 지점에 위치하는데, 피부의 탄력이나 주름방지에 중요한 역할을 한다. 진피에서 엘라스틴이 차지하는 비율은 2~4%이며, 콜라겐이 70%이상을 차지하고 있다.

엘라스틴의 함량이 감소하면 슈도엘라스틴(pseudoelastin)이라는 물질이 축적되고, 피부의 탄력이 감소하며, 주름이 발생한다.

결합조직인 엘라스틴은 지지하는 기능을 가진 조직이지만 수축되어도 원래의 형태로 돌아오는 탄성도 가지고 있다. 또한, 열에 대한 저항력은 콜라겐보다 더 강하고, 탄성이 뛰어나기에 늘어난 상태에서의 복원도 더 쉽게 이루어 진다. 엘라스틴의 역할은 콜라겐이 외부로 빠져 나가지 못하도록 묶어서 지지하는 것이다. 따라서 체내에 콜라겐이 많아도 엘라스틴이 부족하면 콜라겐이 그 형태를 유지할 수 없다.

피부 탄력을 위하여 콜라겐을 복용하는데도 효과를 거두지 못한다면 엘라스틴이 부족하기 때문일 수 있다. 앞서 말한 것 처럼 콜라겐은 세포와 세포를 연결하는 역할을 수행하지만 엘라스틴은 이런 콜라겐의 형태가 무너지지 않도록 지지하는 역할을 수행하기 때문이다.

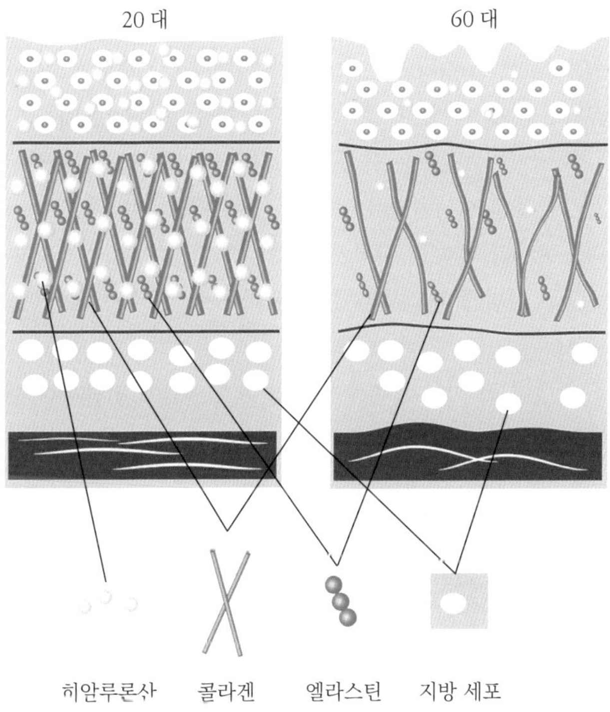

〈 fig 1-17. 20 대 피부와 60 대 피부 비교 〉

스킨부스터

스킨부스터는 skin+booster의 합성어로 피부를 건강하게 재생시키고 피부장벽을 튼튼하게 만들어주는 것을 뜻한다.

안티에이징(anti-aging)또는 스킨리쥬버네이션(rejuvenation)의 목적이 있다고 말 할 수 있다. 스킨부스터의 종류는 다양한데 요즘 대세인 히알루론산을 주입하는 샤넬주사, 일명 연어주사로 알려진 리쥬란힐러, 자가콜라겐 재생을 돕는 쥬베룩, 에르메스 주사라 말하는 엑소좀, 밀라노주사라 말하는 잘루프로 등 다양한 방법이 소개되고 있다. 어떤 물질을 진피에 투입하든 본인의 피부에 맞는 방법을 사용해야 한다.

화장품의 형태 즉 피부로 흡수하는 것이 어렵기에 직접 주사하는 형태를 이용하는 것을 말하는 부스터는 얼굴 피부구조를 바로 알면 어떤 선택을 해야 하는지 명확해진다.

엑소좀은 줄기세포 배양액을 분리 정제하여 손상된 피부를 효과적으로 케어하고 피부의 기능을 활성화 시키는데 목적을 두고 있다. 세포 사이의 신호전달에 관여하여 우체부 역할을 하는 소포체이자 줄기세포 배양액 추출물질로써 피부에 도포하여 사용한다. 그러나 일부병원에서 주사로 사용하기도 하는데, 직접주입하는 것은 문제를 야기할 수 있으니 주의해야 한다. 또한, 엑소좀은 몸에서 생성된 물질이기 때문에 거부반응이 적다고 알려져 있다.

스킨부스터 중 피부에 수분과 영양을 공급하는 샤넬주사는 주사의 형태로는 이용이 불가능하다. 초음파나 MTS를 사용하여 피부가 흡수할 수 있도록 해야 한다. 진피층에 직접 주입하는 형태가 아니기 때문에 효과가 오래 지속되지 않는 견해도 있다. 하지만 이러한 견해는 피부의 구조를 국소적으로 바라보는 사람들의 이야기이다. 피부는 독립적으로 있는 구조가 아니고 피부인대라는 중간 구조물로 인해 부위에 따라 얕게 또는 깊게 고정되어 있는 구조이기 때문이다. 피부인대의 존재로 인해 관리 시 단순하게 피부에만 집중하면 수많은 관리 방법들은 지속력이 오래가지 못한다.

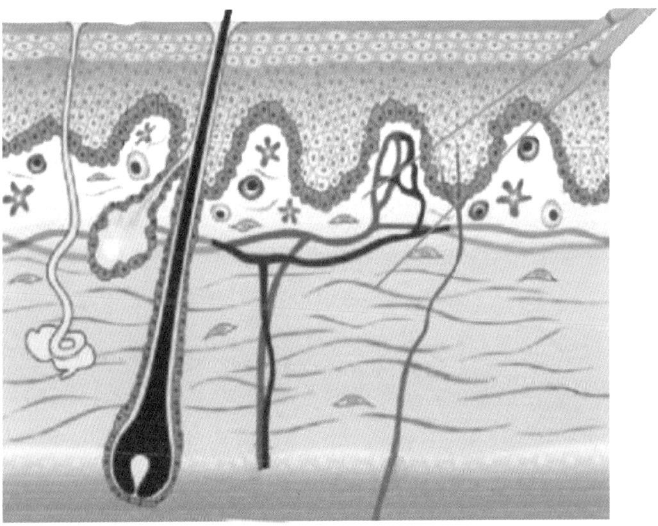

〈 fig 1-18. 스킨부스터 깊이 〉

리쥬란힐러는 많은 인기를 보유한 스킨부스터로써 연어주사라고도 한다. 앞서 말한 샤넬주사는 피부에 비타민이나 다양한 영양을 공급해주는 스킨부스터이고, 연어주사는 연어알에서 추출한 성분을 피부에 공급하는 시술법이다. 라쥬란힐러성분인 PN(polynucleotide)은 생체복합물질로 알려져 있으며, 피부세포조직에서 자가재생능력이 뛰어나다고 알려져 있다. 연어주사 시술은 특히 피부의 얕은 층에 주입하기 때문에 주의해야한다. 줄기세포배양액으로 주입하는 엑소좀은 앞서 이야기 했듯이 주사의 형태는 문제가 야기될 수 있으니, 히알루론산을 주입하는 것과 같이 MTS로 주입하는 것을 추천하는 바이다.

자가콜라겐을 재생하는 것으로 알려진 쥬베룩 시술은 PLA라는 고분자와 히알루론산을 함께 사용하는 시술로 볼륨을 개선하는 시술법이다. 밀라노주사로 알려진 잘루프로는 고농축 아미노산과 히알루론산 ,엘루신의 배합으로 이루져 있다. 에르메스 주사로 알려진 싸이토케어는 히알루론산과 아미노산을 포함하여 50여가지의 복합성분이 함유된 물질을 주입하는 시술법이다.

이러한 다양한 스킨부스터의 성분으로 활용되는 히알루론산은 수분을 효과적으로 보유하여 피부노화방지, 콜라겐이나 엘라스틴 섬유를 자극하여 섬유생성을 촉진하는 역할을 하고, 이것을 주입하는 것을 일반적으로 필러라고 한다. 히알루론산은 유기물이기 때문에 그 자체가 피부역할을 한다고 여긴다. 이는 근육을 일시적으로 퇴축시키는 보톡스와는 완전 다른 작용을 하는 물질이다. 히알루론산을 이용한 필러는 인체의 피부를 구성하는 단백질 성분을 주변으로 끌어당기는 원리를 이용한 것이다. 히알루론산은 본디 피부에 속한 다당류 이지만, 필러로 주입될 경우 알레르기 및 염증 등의 부작용이 나타날 수 있다. 따라서 인위적인 주입을 통한 히알루론산의 증가보다 자연적으로 체내의 히알루론산이 증가하는 것이 바람직하다.

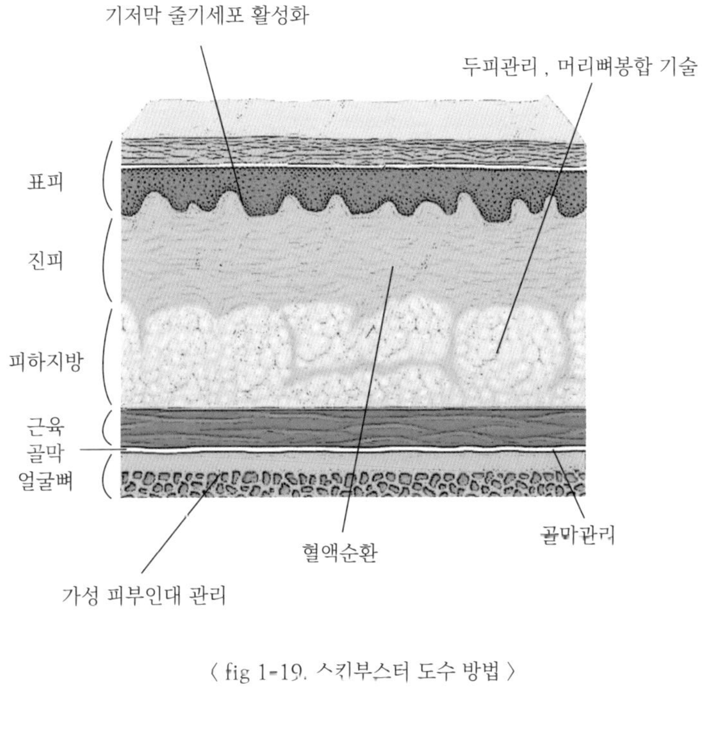

〈 fig 1-19. 스킨부스터 도수 방법 〉

남성에게 '개기름'이 많은 이유

통상적으로 '개기름'이라는 표현은 인간의 피부에서 나오는 유분을 말하는 것이다. 이 유분을 통해 피부가 마르지 않게 수분을 보존해주고, 털이 자라면서 건조하지 않게 글리세롤 성분인 기름을 묻어 나가도록 한다. 간혹 블랙헤드안에 고인 피지를 짜내면 악취가 심한 경우가 있는데, 이는 피지 안에 머물러 있던 세균들이 리파아제를 내뿜고 글리세롤을 먹어치우며 지방산을 발생하기 때문이다.

남성의 피부는 여성보다 콜라겐의 두께가 다르기도 하지만 피지 분비량이 여성보다 훨씬 많다. 피지분비량이 많기 때문에 모공도 여성보다 크다. 피지는 피부의 진피층의 피지샘에서 만들어진 다음 모공으로 배출된다. 피지샘은 손, 발바닥을 제외한 전신에 걸쳐 분포하는데 남, 녀 모두 얼굴과 가슴, 등에 집중적으로 분포한다. 피지는 피부에서 수분이 증발하지 못하도록 막아주는 작용을 하고, 세균감염으로부터 피부를 보호 해주는 역할도 가지고 있다.

피지가 분비되는 원인은 명확하게 밝혀진 것은 아니지만 성호르몬과 연관성이 있다는 설이 지배적이다. 그 이유는 피지샘에는 남성호르몬인 테스토스테론을 디하이드로테스토스테론(DHT)으로 변환하는 5알파환원효소와 DHT에 반응하는 수용체가 많이 분포하고 있기 때문이다. 이 효소와 수용체는 남성이나 여성 모두 피지샘에 분포하지만 남성의 성호르몬농도가 훨씬 높기 때문에 피지의 분비는 여성보다는 남성이 더 많이 일어나는 것이다. 피지는 피부를 보호하는 기능을 가지고 있지만, 피지가 분비되는 모공이 막히면 면포가 형성되어 세균감염을 일으켜 여드름이 발생되는 주 원인이 되기도 한다.

본래 피지는 피부의 항상성 유지에 중요한 역할을 수행하고 피부표면에 항산화 물잘을 공급하며 각질층의 수분함량을 유지하는데도 중요한 역할을 담당하기 때문에 반드시 필요하지만 표피와 진피의 기능 여부에 따라 해롭게 작용될 수도 있는 것이다.

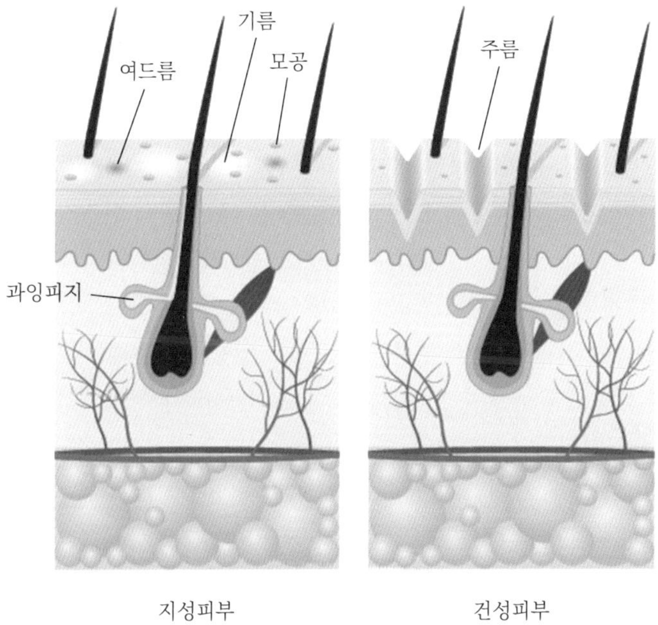

〈 fig 1-20. 지성피부와 건성피부 〉

땀샘알기

땀샘은 피부의 진피층에 위치한다. 사람마다 차이가 있기는 하지만 대략 200만~400만개를 보유하고 있다. 땀샘의 주위에는 모세혈관이 둘러싸고 있는데 혈액으로부터 걸러진 노폐물과 물이 모세혈관에서 땀샘으로 보내져 땀이 생성된다. 땀샘의 끝은 뭉친 덩어리의 형태로 되어있으며, 하나의 긴 관이 피부까지 뻗어 나가 피부 표면에 땀구멍을 열고 이를 통해 땀을 분비한다.

땀의 성분은 대부분 물이며 약간의 염분과 요소와 크레아틴, 칼륨 등이 섞여 있다. 분비되는 땀의 양은 하루에 약 500~700㎖이지만, 기온이 높아 매우 더운 날씨 또는 힘든 운동을 하는 등의 환경적 상황적 차이에 따라 900㎖~1ℓ가량 분비되기도 한다.

인간은 체중의 5%이상의 땀을 흘리면 탈수증이 온다. 탈수증은 수분이 부족한 것 뿐 아니라 염분의 농도에도 영향을 받는데 이로 인해 위험한 상황도 발생할 수 있다.

땀샘은 교감신경이 지배한다. 체온이 올라가면 교감신경이 작동하여 피부표면에 있는 혈관을 확장하고, 이로 인해 땀을 배출하여 체온을 조절하게 된다. 피부에 땀샘이 없는 개나 고양이 같은 동물들은 혀를 내밀어 헐떡거리면서 체온을 조절 한다.

땀샘은 인체의 여러 청소기관 중 하나이다. 인체에는 림프계 정맥, 신장, 소변기관 등의 청소기관을 가지고 있고, 각 기관마다 각각의 중요한 기능들을 가지고 있으며, 이 중 땀샘은 샘관을 통하여 피부에 축적된 노폐물을 몸 밖으로 배출하는 기능을 한다.

땀은 교감신경에서 나오는 아세탈콜린이라는 물질에 의해 분비된다. 땀이 분비되는 양은 사람에 따라 차이가 있다. 땀을 전혀 흘리지 않는 사람도 있고, 반대로 수시로 땀을 흘리는 사람도 있다.

땀이 너무 많이 나는 사람에게 교감신경 차단술을 하는 것은 땀샘을 지배하는 우리 몸의 신경은 교감신경이기 때문이다. 또한 동양의학에서는 잠을 잘 때 땀을 흘리는 땀을 식은땀이라 하여 건강에 적신호로 여긴다. 수면 중에 식은 땀이 나는 것은 뇌에 있는 발한중추가 높아져 나는 것을 뜻하고, 이를 통해 수면 중에도 교감신경이 활성화되는 것을 알 수 있다. 이는 인체에 결코 좋은 영향을 주는 증상은 아니다.

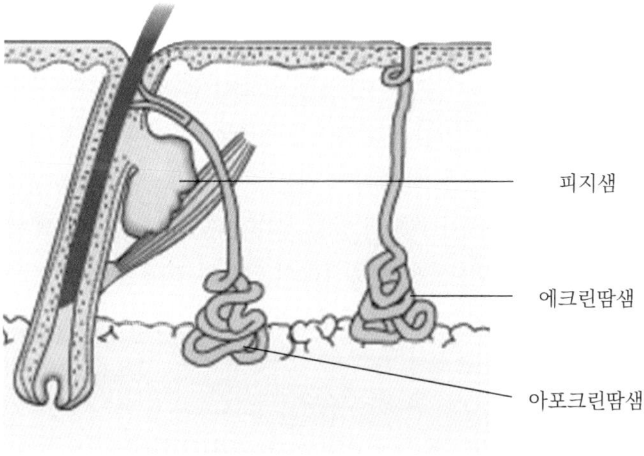

〈 fig 1-21. 땀샘의 구조 〉

에포크린과 에크린

원래 땀냄새는 무취이지만, 땀도 유기물이므로 방치할 시 세균이 번식하여 냄새가 발생하는 것이다. 사람은 두 종류의 땀샘이 있다. 귀두부나 소음순, 손발톱을 제외한 모든 부분에 있는 에크린 땀샘과 겨드랑이, 생식기, 외이도, 눈꺼풀 등 특정한 부위에서 사춘기가 되어서야 발달하는 아포크린 땀샘이 있다. 보통의 땀샘은 땀의 형태로 노폐물과 수분을 몸 밖으로 배출하기 때문에 지방성분의 땀을 내보내는 땀샘도 특정 부위에 발달하게 된다. 이 곳에서는 특이한 냄새가 나는데, 이는 세균들이 땀 속에 있는 지방성분을 분해하여 지방산을 만들기 때문에 발생하는 냄새이다.

에크린 땀샘의 주 기능은 저장액을 만들어 몸의 표면에서 증발시키면서 체온을 낮추는 기능을 한다. 에크린 땀샘은 열 자극에 의해 반응하는데 이로 인해 운동을 하거나 더운 환경에 노출 되었을 때 체내의 열을 밖으로 방출하기 위하여 땀을 분비한다. 또한 에크린 땀샘은 나트륨염산염과 중탄산염을 재흡수하여 인체의 전해질 균형과 산-염기 균형을 조절하는 역할도 수행한다.

아포크린 땀샘은 냄새를 발생하는 기능이 있는 것으로 추정되며, 이러한 체취 발생 기능은 인간을 제외한 동물의 경우 방어 또는 성적 역할이 있는 것으로 보인다. 하지만 인간이 가진 아포크린 땀샘의 기능은 확실하지 않다. 아포크린 땀샘의 위치는 특정한 부위에 국한되어 있고, 유기물이 풍부한 분비액을 모근부로 배출하기 때문에 특정한 체취를 만든다.

일반적으로 땀샘은 에크린샘에서 분비되고 에크린샘에서 나온 땀에는 지방산이 섞여 있기 때문에 처음에는 냄새가 없지만 세균이 지방산을 분해하며 각 사람들마다 고유한 땀냄새를 만든다.

특정부위인 겨드랑이, 유두, 사타구니에서 나오는 땀은 아포크린샘에서 나온다. 아포크린샘에서 나온 땀은 일반 땀보다 끈적하고, 일명 암내라 불리는 독특한 냄새가 난다. 아포크린 샘은 남자보다 여자가 더 발달되어 있고, 동양사람보다 서양사람이 훨씬 발달되어 있다. 또한, 백인보단 흑인이 더 발달되어 그만큼 체취 또는 암내가 진하다고 한다. 한국사람은 세계적으로 유전적인 액취증이 매우 적다. 따라서 마치 비흡연자가 흡연자의 담배냄새를 훨씬 더 잘 맡는 것 처럼 한국사람은 액취증에 훨씬 민감함을 가지고 있다.

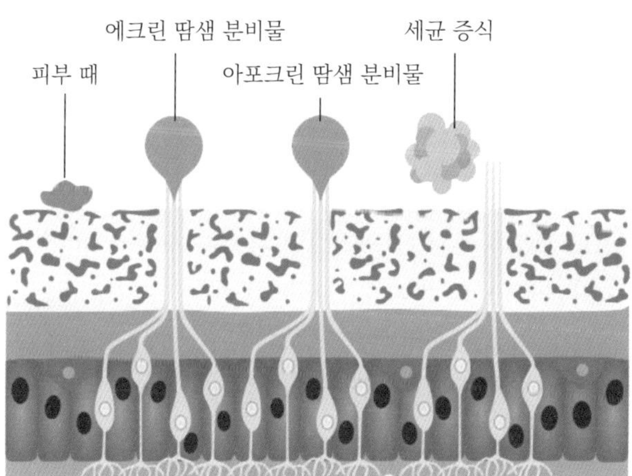

〈 fig 1-22. 땀냄새의 발생원리 〉

'필라그린' 유전자, 수분 조절에 관여한다.

필라그린은 표피세포에서 분리한 케라틴 결합단백질이다. 필라그린은 각질세포에 분포하는 중요한 성분으로, 케라틴이 서로 뭉칠 수 있도록 도우며 각질세포간 결합과 세포간지질을 분비하는 기능에도 관여한다. 특히 각질세포 내의 자연보습인자들이 필라그린 분해산물로 만들어진다. 또한 최근에는 아토피 피부염이나 건조성 피부에서 필라그린의 부족현상이 발견되고 있기에 필라그린에 대해 관심이 커지고 있다.

필라그린이 부족한 경우 각질세포간 결합이 약해지기에 외부의 자극에 아주 민감하게 된다. 또한, 표피의 항상성 조절에 필수적이고 피부의 산성Ph를 유지하는데도 역할이 크다. 연구에 의하면 필라그린 유전자에 돌연변이가 있는 경우 건성피부나 습진에 걸리기 쉽다고 한다. 따라서 필자는 이제까지는 문화차이라고 여겨왔던 때를 미는 목욕문화가 필라그린의 유전적변이에 의해 발생한 문화로 생각된다.

한국인들은 백인들에 비해 필라그린 유전자변이가 적다고 한다. 한국인은 10~13%정도의 변이가 있는 반면, 백인들은 40%의 필라그린 변이가 있다고 알려져 있다. 그만큼 피부 각질층의 두께가 얇다는 것이기 때문에 백인들은 때를 미는 것 보다 샤워만 하는 목욕문화가 생겼다고 볼 수 있다. 표피의 수분함량은 기저층에서 과립층 하부까지는 65~70%지만 과립층과 각질층 경계부위에서는 40%로 수분함량이 감소한다. 각질층 위로 갈수록 수분함량이 감소하여 15%까지 떨어진다. 수분유지가 중요한 이유는 각질세포간의 지질의 수분손실을 막아주기 때문이다.

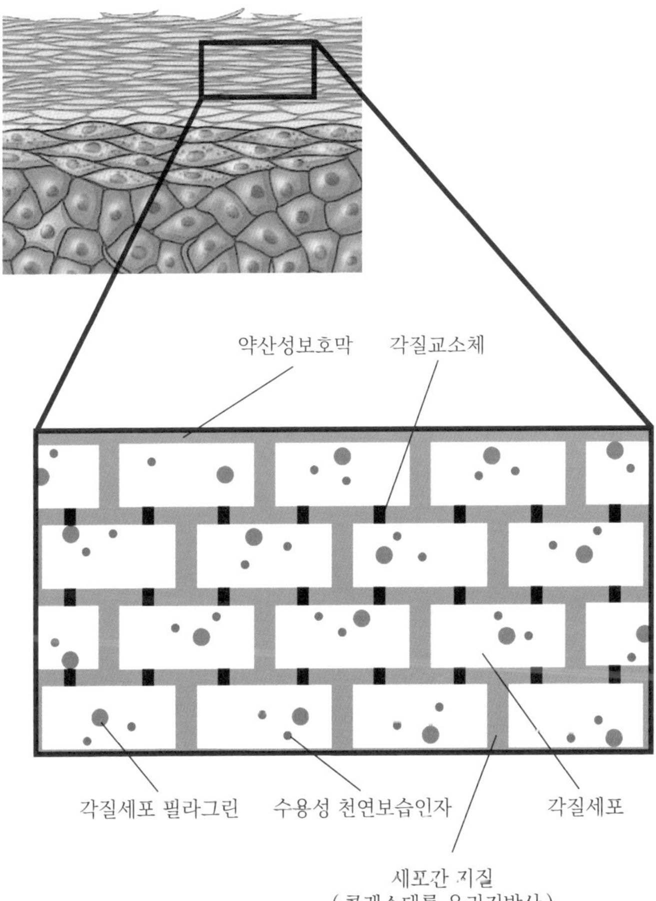

〈 fig 1-23. 각질층의 구성 〉

피부장벽

피부장벽이란 피부의 가장 바깥쪽에 있는 0.2mm의 각질층을 말한다. 인체의 가장 바깥쪽에서 외부환경에 노출되어 있는 피부는 체액의 손실을 막고, 인체를 보호하는 1차 방어선이라 말할 수 있다. 피부장벽을 구성하는 요소들은 각질세포, 세포간지질, 필라그린, 각질교소체, 약산성보호막이다. 단백질이 풍부한 각질세포 사이를 채우고 있는 지질이 장벽의 주된 역할을 담당한다.

이 각질층은 세라마이드, 콜레스테롤, 유리지방산으로 이루어져 있으며 피부장벽으로서의 역할을 수행 한다. 이 중 50% 이상을 세라마이드가 차지하고 있으며, 부족할 경우 건조해지고 각질이 쉽게 일어나는 피부가 된다. 표피의 과립층에서 만들어진 단백질 과립에서 필라그린이 만들어져 케라틴섬유를 붙여주는 접착제 역할을 하고, 각질층에서 분해되어 천연보습인자가 된다.

각질교소체는 표피의 유극층에서 만들어져 과립층에서 완성된다. 특히 각질세포 사이의 틈이 생기지 않도록 만드는 결합물질이다.

약산성보호막은 피지샘에서 분비된 피지와 땀샘에서 분비된 땀이 피지막을 형성하는 것을 말한다. 피지와 땀에 사는 유익균이 산을 배출하여 pH4.5~6의 약산성을 유지하고, 이를 통해 유해균들이 서식하지 못하도록 만든다.

일각에서 진행된 연구에 의하면 피부질환자들의 피부장벽은 정상 피부보다 훨씬 얇아져 있다고 한다. 피부장벽의 결함은 표피의 분화이상이나 지질성분의 결함에 의해서 발생한다. 대표적인 만성피부질환인 아토피는 피부장벽 투과기능에 결함이 생긴 것이다.

건선은 과도하게 분화되거나 제대로 분화되지 않아 생긴 것이 건선이다. 이러한 증식이나 분화이상은 피부장벽의 손상을 초래한다. 또한, 피부장벽을 인위적으로 손상 시키는 경우 경피수분손실이 일어난다. 피부장벽이 급격히 손상되면 인체는 즉각적인 회복과정을 일으킨다. 따라서 과립층 내에 위치한 층판소체의 분비와 자유지방산 합성이 증가하게 되는 것이다.

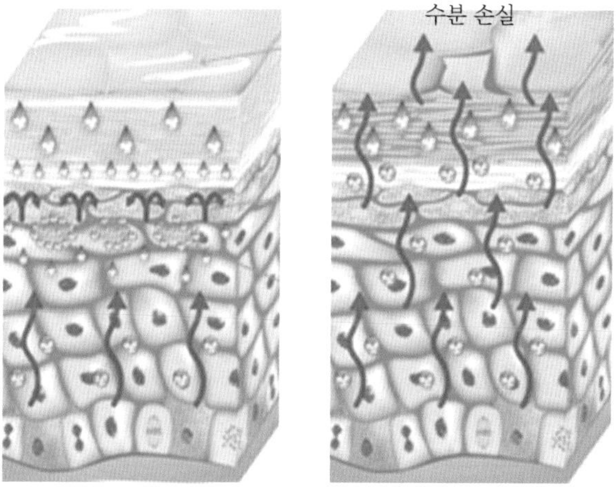

견고한 피부장벽 무너진 피부장벽

〈 fig 1-24. 피부장벽 〉

피부에서 배출되는 수분

인간의 피부에는 체내의 염분이 빠져 나가는 것을 방지하는 기능이 있다. 남성을 기준으로 하였을 때 우리 몸에 있는 수분은 체중 70kg일 경우 약 42ℓ(약 60%)를 함유하고 있다. 여성의 경우에는 지방조직이 남성보다 많기 때문에 수분비율이 55%정도로 남성보다 낮다. 또한, 인간의 생애 주기에서 아동기보다 노년기에 접어들수록 수분비율이 더 낮아진다. 수분비율이 낮을 수록 주름이 쉽게 생성되기에 나이를 먹을 수록, 남성보단 여성이 피부의 노화가 좀 더 잘 드러난다.

세포 내에서는 수분이 가장 많은 공간을 차지하며, 세포주위공간이나 혈액 내에도 수분이 함유되어 있다. 보통 성인 기준으로 1일 권장 수분 섭취량은 하루에 2ℓ정도 라고 한다. 대부분의 수분은 소변으로 배출되지만 호흡으로 증발되는 양도 매일 1리터보다 약간 적은 양이라고 하니 피부의 상태나 내장기의 기능에 따라 증발되는 수분의 양이 차이가 있을 수 있다.

수분균형과 전해질 균형은 인간의 생명활동에 큰 영향을 가지고 있으며 일명 전해질이라고 하는 무기질은 체내의 수분에서 용해 되기 때문에 서로간의 균형이 중요하다

나트륨의 수치가 너무 높으면 갈증이 생겨 수분섭취를 증가시키는 작용이 생기고 몸에 탈수증이 생기면 뇌하수체에서 분비되는 항이뇨호르몬이 나와 신장에서 수분을 적게 배설하도록 만든다. 이와 반대로 나트륨의 수치가 낮아지면 신장은 많은 수분을 배출하여 혈중 수분량을 감소시키게 된다. 인간의 피부는 염분유출을 막는 것이 중요하며 외부의 세균같은 이물질을 막아주는 작용이 있다.

흔히 알고 있는 촉촉한 피부는 각질층 속의 수분을 충분히 보존되어 있을 때 만들어지는 것이며 수분을 잃어버리면 건조한 피부가 되는 것이다.

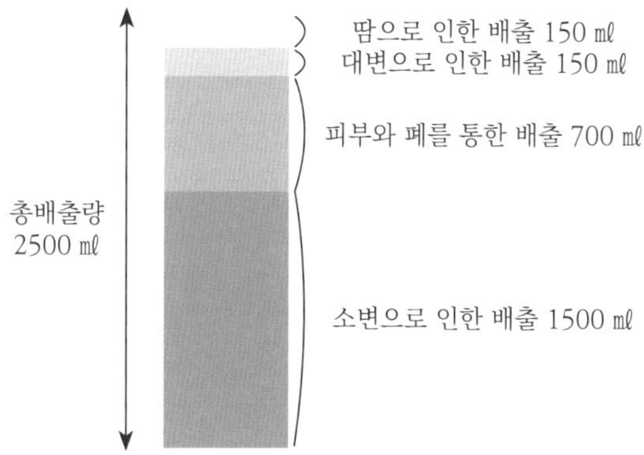

〈 fig 1-25. 1 일 수분 배출량 〉

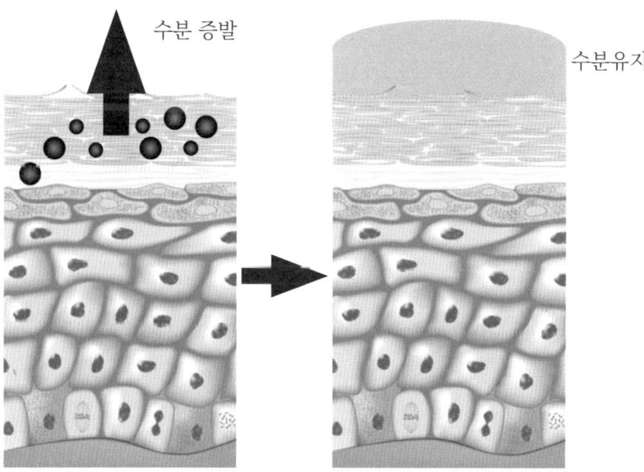

〈 fig 1-26. 피부에 배출되는 수분 〉

피부가 호흡한다

피부호흡이란 피부를 통하여 외부의 산소를 직접 체내에 넣는 것으로, 인간의 호흡 중 약 0.6%는 피부호흡이다. 피부를 통해 들어간 산소는 폐를 통해 각 조직세포에 보내진다. 피부호흡은 피부세포가 혈액의 산소를 받아들여서 세포호흡을 하는 것이며, 피부의 모세혈관을 통해서 피부의 진피층에 쌓인 노폐물과 유해물질을 교환하여 피부의 자정작용을 수행한다. 피부호흡이 차지하는 비율은 0.6% 정도 뿐이지만 피부가 막히면 생명을 잃을 수도 있다.

호흡의 주된 목적은 신선한 산소를 혈관 안에 주입하고 혈액 내에 있는 이산화탄소를 외부로 배출하는 데에 있다. 또한, 몸 안의 일산화탄소를 제거해 원활한 혈액의 흐름을 도와 건강을 유지시키는 역할을 한다.

최근 현대인들의 의복은 피부호흡을 전혀 고려하지 않은 부분이 많다. 레깅스, 스키니진 등 몸에 달라 붙는 옷을 일상처럼 입고 다니는 여성들이 증가하고 있는 추세로 이러한 의복 환경이 과할 경우 결코 건강한 피부를 유지하는데 해롭다.

진피층에 있는 모세혈관은 산소 뿐만아니라 면역물질의 활성화와도 관계가 있다. 피부에 쌓인 노폐물과 유해물질을 내보내는 작용은 피부를 통해서도 이루어지기 때문이다. 인간의 몸 안에 이산화탄소가 쌓이면 인체는 배출하려고 한다. 따라서 운동을 하거나 더위 등의 요인으로 인해 땀이 많이 나는 경우에는 밀폐된 공간보다는 환기가 잘 되는 곳에서 땀을 통해 노폐물을 배출시키는 것이 건강을 유지하는 데에 훨씬 유리하다. 밀폐된 공간안에 있는 독소는 호흡을 통해 우리 몸에 다시 들어갈 수 있기 때문에 본능적으로 인간은 공기 좋은 곳을 찾거나, 머리를 맑게 하기 위해 그 공간을 환기시키는 것이다.

호흡은 내호흡과 외호흡으로 구분되며 내호흡을 세포호흡이라 하기도 한다. 호흡을 통해 들어온 산소는 세포 안에 있는 미토콘드리아에서 에너지를 만드는데 사용된다. 이산화탄소는 인체 내에서는 독소로 취급된다. 이산화탄소는 인체에 유해한 노폐물이므로 세포 내에 이산화탄소가 쌓이게 되면 혈액이 다시 받아서 폐로 이동시켜 몸 밖으로 내보낸다.

코로 들여마시는 호흡을 통해 들어온 산소는 적혈구와 한쌍이 되어 각 조직으로 보내진다. 각 조직으로 운반되어진 산소는 세포에 있는 미토콘드리아에서 에너지를 만드는데 사용되고, 이 과정에서 이산화탄소가 발생한다.

인체는 외호흡과 내호흡을 통하여 피를 맑게하고, 세포들이 에너지를 얻어 각 기관들이 유기적으로 생명활동을 유지한다. 특히 이산화탄소는 인체 내에서 산소를 소모하고 발생하는 노폐물로써, 체내에 많이 쌓일수록 건강에는 치명적이다. 따라서 호흡을 통해 이산화탄소 외에도 발생하는 노폐물 또는 독소들을 몸 밖으로 배출한다. 이는 피부호흡 역시 마찬가지이다.

인체는 약 200~400만개의 땀구멍을 가지고 있는데, 피부호흡 시 전신의 피부에 있는 땀구멍을 열어 노폐물을 배출한다. 특히, 얼굴에는 2만여개의 땀구멍이 있다.

동양의학에서는 오래전부터 풍욕이라는 피부호흡 방법을 통하여 지친 피부를 자연적으로 활성화하였다. 실제로 풍욕을 오래동안 한 사람들의 피부를 보면 아무것도 바르지 않아도 피부에 광택이 나는 것을 볼 수 있다. 여기서 풍욕이란 말그대로 바람으로 목욕하는 방법을 말한다. 맨몸에 촉감좋은 면포를 온몸에 덮고 열었다 닫았다 하면서 발생하는 온도의 차이를 이용하여 피부호흡을 보다 역동적이고 원활하게 진행되도록 돕는 것을 말한다. 보통 풍욕의 효과는 피부호흡으로 독소를 배출시키며 산소공급을 원활히 도와 면역력을 높이는 효과를 가진다. 항상 압박된 옷과 벨트 등으로 몸을 조이고 사는 현대인들에게는 이러한 풍욕이 피부에 안식을 주어 건강을 유지하기 위한 효과적인 방법이다. 예를 들자면 산이나 공기좋은 곳에서 자연과 함께 사는 사람들의 피부가 도시의 사람들보다 훨씬 탄력있고 광택이 나는 것은 환경에 의한 피부 건강이 더 좋아서 피부가 가지고 있는 기능이 보다 활성화 되어 있기 때문이다. 특히 인체 표피의 경계선에는 + 이온과 - 이온이 서로 대치하고 있어, 음이온이 많은 숲이나 공기좋은 곳에 가면 미스트를 바르지 않아도 피부가 촉촉하게 유지된다.

피부의 유익균들이 활동할 수 있는 피부의 가장 좋은 환경은 피부산성도가 pH5.2~5.8을 유지하는 것 이다. 피부는 박테리아를 통해 외부로부터 세균의 침입을 막고, 질병에 대한 저항력을 키운다. 그러나 현대인들의 사용하는 샴푸나 비누, 그 외 환경호르몬을 유발하는 제품들로 인하여 피부저항력이 떨어지는 현상이 발생한다.

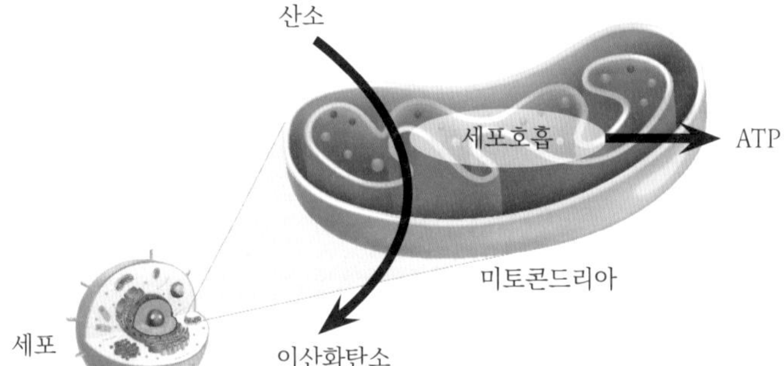

〈 fig 1-27. 세포 속의 미토콘드리아 〉

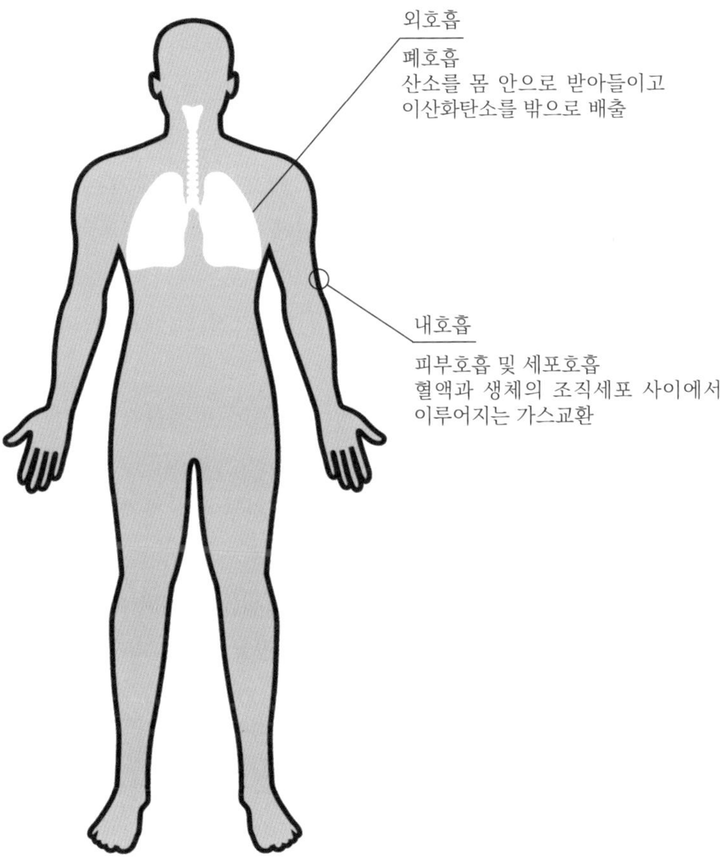

〈 fig 1-28. 외호흡과 내호흡 〉

모든 것을 느끼는 피부

피부의 감각은 촉각, 온각, 냉각, 통각으로 구분되는 4종의 단순감각으로 나누어진다. 촉각수용기로는 메르켈세포, 마이스너 소체, 파치니 소체, 모근종말 등이 있으며, 온각수용기로는 라피니 소체, 냉각수용기로는 크라우제 소체 등이 있다. 그리고, 통각수용기는 자유신경 종말이다. 이들 수용기는 피부의 표면에 점으로 분포되어 있는데, 이것을 감각점이라고 한다. 피부 감각점의 분포는 부위에 따라 다르지만, 대부분 통각점 〉 압각점 〉 촉각점 〉 냉각점 〉 온각점의 순으로 숫자가 많다.

가장 깊은 곳에 위치한 파치니소체는 진동에 반응한다. 감각세포는 자극에 대하여 감각을 느끼게 하는 세포이기에 직접 자극하면 반응하여 중추신경계로 그 신호를 전달한다. 피부에는 촉각에 대한 자극 뿐만 아니라 온도를 감지하는 마이스너소체가 있다. 진피상층에 있는 마이스너소체는 외부온도가 상승시 더위를 느끼면 피부에 있는 200~400만개의 땀샘을 열어 몸의 체온을 정상으로 유지시키는 역할을 한다. 또한, 마이스너소체는 말초신경의 압력센서가 표피와 진피 사이에 있다. 그리고, 마이스너소체는 3살 미만의 어린이가 어른에 비해 5배나 발달되어 있기 때문에 이를 자극하는 베이비 마사지가 뇌의 발달에 큰 영향을 준다고 알려져 있다.

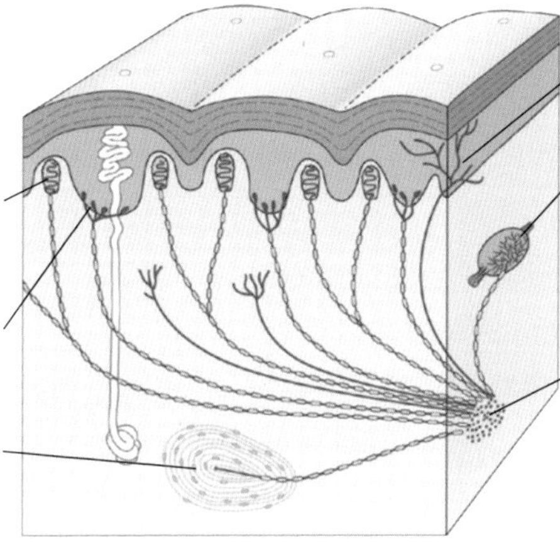

〈 fig 1-29. 감각수용기 〉

피부표면에 있는 자유신경종말은 통각, 촉각, 압각, 온각, 감각 등 접촉과 압력을 감지하는 기능을 가지고 있다. 타원 형의 껍질로 둘러싸여 촉각소체라고도 하는 마이스너소체는 손바닥, 입술 끝 등 털이 나지 않은 말단부 진피 유두부에 분포한다. 마이스너 소체는 자극에 내해 매우 빠르게 적응하는 특성을 지니고 있다.

인체에서 촉각이 가장 예민한 부위는 입술과 더불어 손가락 끝이다. 따라서, 관리사들의 촉감을 통해 고객들의 조직의 특성을 기억할 수 있다. 특히 인체를 관리받는 사람들 즉 고객들은 촉각을 통해 통증을 인식하고, 외부의 물체가 피부에 닿았을 경우에 감각소체에 의해 인체가 빠르게 반응하기에 상대적으로 강렬한 기억으로써 남게된다. 따라서 관리사들의 진정성있는 관리는 고객들에게 오랫동안 기억에 남을 수 있는 강렬한 기억이 된다.

털이 있는 피부 부위에는 마이스너 소체가 거의 없지만 대신 메르켈 원판이 있다. 마이스너 소체와 유사한 구조를 지니고 있지만 피부 말단 부위로 확장된 형태를 가지고 있다. 메르켈 원판은 돔 형태의 튀어나온 피부 상피 조직에 밀집되어 있으면서 매우 민감한 감지 기능을 가지고 있다. 마이스너 소체는 자극에 매우 빠르게 적응하는 반면, 메르켈 소체는 지속적으로 천천히 적응하는 신호를 전달한다. 이로 인해 고객 관리 시 테라피의 종류에 따라 관리 속도를 조절할 때 고객의 피부에 작용하는 소체들이 다르게 반응하는 것이다.

파치니소체는 압각을 느끼는 수용기이다. 압각과 촉각은 같은 압력을 느끼는 자극이지만 지속성과 피부 깊숙한 곳까지 영향을 미칠 수 있는가에 따라 구분된다. 지속적이지 않고 즉각적인 감각 부분이 강조될 때를 촉각이라 하고, 지속적이고 깊숙히 느껴지는 감각을 압각이라고 한다. 하지만 이 감각은 고객이 느끼는 주관적 감각이고, 관리사들 또한 고객들의 피부상태에 따라 감각적으로 느끼는 것이 모두 다르기 때문에 똑같은 압력으로 관리했다 할지라도 고객의 반응은 사람마다 모두 다를 수 있다는 것을 이해하여야 한다. 특히 파치니소체는 피부 바로 밑과 근막 조직의 깊은 곳에 위치하고, 주로 피하결합조직, 근막 및 골막건초에 있는 압력수용기들이 비교적 큰 기계적 압박을 수용하는 소체이기 때문에 조직에 따라 강약과 압력의 깊이를 잘 조절 할 때 관리의 효과가 크며 고객의 만족도 또한 매우 높게 평가될 수 있다.

온도감각을 담당하는 루피니소체는 루피니종말기관이라 불리며 이방추형의 수용기는 피부의 깊은 내부 조직에 위치하고 있다. 루피니소체는 매우 느리게 적응하는 무겁고 긴 접촉과 압력에 따른 피부 심층조직의 지속적인 변형에 대한 신호를 보낸다. 손톱 주변에 풍부하게 분포되어 있고, 손가락의 위치나 움직임과 관련된 감각 수용을 기억하고 관절낭에서 관절의 회전각에 대한 신호를 알린다. 앞서 말한 것과 같이 온도감각을 느끼는 감각수용기에 루피니소체와 크라우제소체가 각각 온각수용기, 냉각수용기로 알려져 있지만, 실제로 인체는 자유신경종말이 거의 없는 곳에서도 온각, 냉각을 느낄 수 있다. 따라서 온도감각만을 느끼는 감각수용기를 특정짓는 것은 무리가 따른다. 그리고, 온각수용기는 온도상승에, 냉각수용기는 온도하강에 더 잘 반응한다. 이 말은 추운 곳에서 실내에 들어가면 따뜻하다고 느끼고, 더운 곳에 있다가 들어오면 시원하다고 느끼는 것처럼 온도감각은 주변 환경에 따라 즉각적인 반응과 적응이 진행되어 신호가 전달된다. 따라서 인체의 온도감각은 온도의 일정한 상태를 느끼는 것 이외에도 적응이라는 현상을 통해 온도 변화에 더 민감하게 반응한다. 이러한 온도변화 등의 감각신호들은 모두 피부에 위치해 있고, 감각수용기들은 척수를 통해 뇌로 수용된 신호를 전달한다,

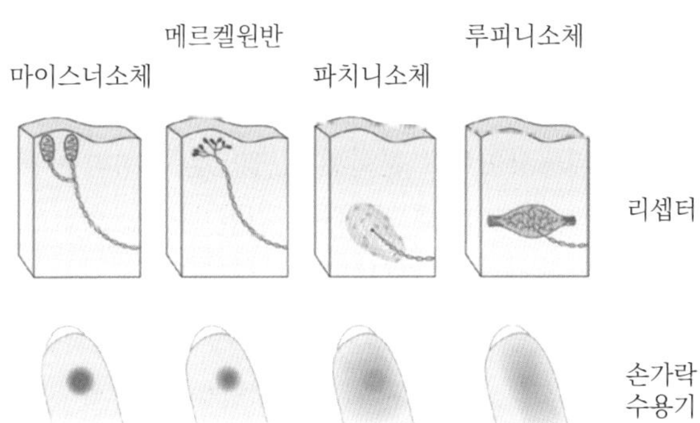

〈 fig 1-30. 감각점의 형태 〉

간지럼을 느끼는 것은 케라노사이트 때문

간지럼을 타는 정도는 개인마다 차이가 있고, 같은 인체에서도 간지럼을 잘 타는 부위가 있는가 하면 전혀 반응이 없는 부위도 있다. 간지럼이라는 감각은 생리학적인 관점에서 하나의 분리된 감각이 아니라 심리적인 반응으로 여겨지고 있다. 그 이유는 간지럼이 자체적인 수용체를 가진 하나의 감각이었다면 스스로에게도 간지럼을 태울 수 있어야 하기 때문이다. 통증처럼 촉각수용체가 따로 있는 경우 스스로 자극하여 통증을 느낄 수 있는 것처럼 간지럼도 자기 스스로 자극하여 간지럼을 타야 하지만 전혀 그렇지 않다. 간지럼의 반응은 모두 같지 않고, 어떤 사람은 웃음으로 어떤사람은 소름돋는 반응으로 나타나 자극의 표현에 대한 일관성이 없다. 따라서 간지럼은 단순하게 신경학적 관점만으로는 이해하기 어렵다.

하지만, 피부각질세포에 따른 간지럼에 대한 관점이 있다. 각질세포는 말피기층의 세포와는 달리 더 이상 분열하지 않고 각질층의 피부세포인 케라티노사이트로 분화된다. 껍질을 형성하는 세포인 케라티노사이트(각질 세포)는 꽤 영리하여 침입자를 판별하고 류킨과 같은 면역물질을 방출한다. 이 때 분비되는 면역물질에 의해 간지럼에 대한 감각이 완화되는 효과가 있다. 따라서 간지럼을 잘 타는 사람들에게 각질관리를 지속적으로 하다보면 간지럼을 덜 타게 된다. 즉, 간지럼은 신경학적 접근보다는 인체에서 분비되는 면역물질과 연관성이 더 깊다고 여겨진다.

앞서 말한 바와같이 표피세포인 케라노사이트는 자극을 인식하여 그 정보를 신경에 전달하는 역할을 한다. 표피세포는 감각뿐만아니라 동시에 정보를 처리하고 신호를 방출한다. 피부에 미세한 접촉만으로 간지럼을 느낀다는 것은 표피에 있는 신경이 피부표면의 온도나 촉감으로부터 자극을 수용하여 정보를 전달과정에서 이상감각으로 느끼기 때문이다.

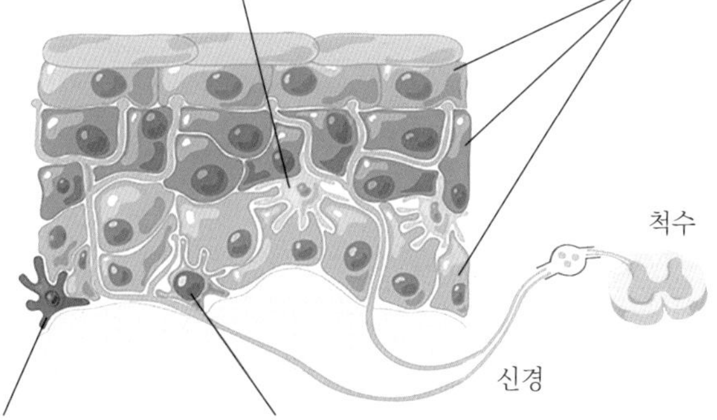

〈 fig 1-31. 감각수용기 신경 전달 경로 〉

표피는 자체가 피부감각센서이다. 표피세포인 케라티노사이트는 단순히 때가 아니고 피부의 감각적인 것을 유지하는데 큰 공헌을 한다. 사람마다 다르게 가지고 있는 독자적인 피부의 정보처리시스템에 의해 관리사들이 제공하는 손길의 느낌을 고객마다 서로 다르게 인식하게 된다. 따라서 특정 관리사들에게는 열심히 관리를 하였음에도 고객이 불편감을 가지는 관리사가 생기기도 한다. 이 것은 단순히 테크닉을 잘하고 못하고의 문제가 아니라, 개인의 피부가 가지고있는 독자적인 정보처리 시스템 때문이다.

피부가 거칠어지는 현상은 각질화되거나 각질층인 케라티노사이트가 비정상적으로 증가하여 발생한다. 이런 증상의 대표적인 질병 중 하나인 아토피는 피부의 수분량이 줄어들어 건성피부 상태가 되었을 때 뻗어나온다. 즉, 표피에 있는 케라티노사이트로부터 나오는 신경성장 인자(NGF)가 증가하여 신경섬유가 뻗어나오는 것이다. 케라티노사이트는 표피의 약 80%를 차지하는 각화세포(표피세포)이다. 피부의 수분유지와 장벽기능을 하며, 피부, 손발톱, 모발 등의 구성성분이 되는 케라틴을 생산한다. 피부 각질층인 케라티노사이트는 외부물질이 세포 속으로 들어오면 이를 잡아먹는 식세포 역할도 한다. 또한 각질세포는 멜라노사이트와 랑게르한스세포와 같은 다른 세포 유형과도 연관되어 있으며, 피부 신경과 긴밀하게 결합되어 랑게르한스세포와 피부 내 림프구를 표피 내에 고정시키는 매우 중요한 역할을 한다. 동양의학에서 시술하는 사혈요법이나 피를 내는 MTS는 피부에 상처를 내어 치료하는 방법이다. 피가 난다는 것은 피부 가장 바깥층인 표피 아래, 혈관이 무수히 많은 진피층까지 다쳤다는 의미다. 진피에 상처가 생기면 우리 몸은 피를 멈추려고 하는 지혈작용이 스스로 일어난다. 출혈을 멈추기 위해 상처 주변의 혈관들이 수축하고, 혈소판은 혈액을 응고시킨다. 그러나 동시에 염증 반응도 같이 일어난다. 염증 반응은 우리 몸의 면역체계가 상처 속으로 침투한 세균 등을 제거하는 과정이다. 상처 주변 혈관이 부풀어 오르면서 백혈구와 다양한 면역 세포가 달려와 세균과 이물질을 제거한다. 그렇게 응급상황이 지나면 피부세포는 다시 증식을 준비한다. 표피층에서는 표피의 90%를 차지하는 케라티노사이트가, 진피층에서는 콜라겐을 만드는 섬유아세포가 활발하게 분열 증식하는 단계가 새 살이 차오르는 단계이다. 이것이 몇 주 동안 지속되면 상처가 성숙하면서 콜라겐 섬유가 재구성되고 피부의 보호 기능이 일부 회복된다.

색을 구분하는 피부

피부감각은 온도, 촉감, 압력뿐 아니라 빛도 느낀다. 대표적으로 피부가 빛에 대해 반응하여 표피의 멜라노사이트에서 멜라닌이라는 물질이 침착되는데, 이로 인해 오랜 시간 햇빛을 쬐면 피부의 색이 진하고 어두워지고, 이 것을 살이 탄다고 표현한다. 물론 개인차는 약간 있지만 인간의 피부는 빛에 민감하게 반응 한다. 특히 각질세포인 케라티노사이트역시 자외선에 의하여 염증을 일으키기도 한다.

빛은 사람의 눈으로 들어와 시각 신호를 만드는 전자기파로서 파장 범위가 대략 400~700㎚ 정도이다. 이 빛을 가시광선이라고도 한다. 적외선은 가시광선보다 파장이 더 긴 빛이며 자외선은 가시광선보다 더 짧은 파장을 가진 빛이다. 뉴턴은 당시 '빛은 순수한 백색이다'라는 인식이 널리 퍼져있을 때, 프리즘 연구를 통해 다양한 색의 빛의 굴절과 반사 등을 실험해보았고, 다른 색의 빛은 다른 굴절률을 가진다는 사실을 알아냈다. 이를 통해 백색광을 분해하면 눈으로 볼 수 있는 색의 범위인 무지개 스펙트럼을 발견하였다. 이 것이 바로 익히 우리가 알고있는 빨, 주, 노, 초, 파, 남, 보 의 색깔이다. 빨강에서 보라로 갈수록 빛의 파장은 짧으며, 빨강색보다 긴 파장의 빛을 적외선, 보라색보다 더 짧은 파장을 자외선이라 한다.

연구에 의하면 손상된 피부방어막이 파괴된 곳에 빛의 삼원색인 빨강, 초록, 파랑을 쪼였더니 빨강 빛은 파괴된 방어막이 좋아졌지만 초록 빛은 아무런 변화가 나타나지 않았다. 이 실험을 통해 빛의 파장에 따라 피부가 다르게 반응한다는 것을 알 수 있었고, 이는 피부는 색을 구분할 수 있다는 말과도 같다.

위 실험에 따르면 짧은 파장에서는 피부방어막 회복이 늦어지고, 긴 파장에서는 피부방어막 회복이 빨라진다. 우리 관리사들은 이러한 피부의 특성을 잘 파악하여 피부의 자연적인 순환주기가 정상적으로 기능하도록 해야 한다.

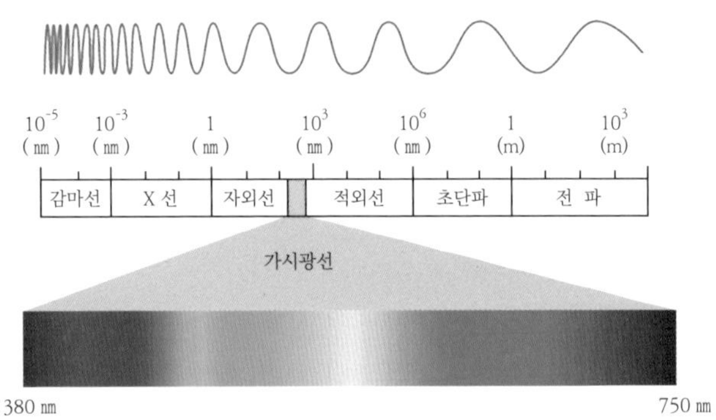

〈 fig 1-32. 가시광선 〉

최근의 연구에 따르면 빛을 이용해 상처를 더 빨리 봉인하는 방법을 찾았다고 한다. 상처가 생기면 우리 몸은 면역세포 등 각종 세포를 동원한다. 이는 상처로 침투한 세균이나 이물질이 주변 조직을 파괴하는 등 문제를 일으키기 전에 이를 방어하기 위해서이다. 상처 치유와 관련된 세포 중 호중구, 단핵구, 림프구, 대식세포, 섬유아세포, 각질형성세포 등은 전기 신호를 따라 이동한다. 피부 상피층이 파괴되면 나트륨 이온이 세포 안쪽으로, 염소 이온은 바깥쪽으로 이동하며 상처 주변에 자연적으로 작은 전기장이 형성되는데, 이렇게 형성된 전기장에서 발생하는 신호를 받아서 호중구 등의 상처 치유 세포들이 모이는 것이다. 또 다른 연구에 따르면 세포 주변 전기장은 세포의 방향이 일정할 때 더 강한 전기 신호를 만들고, 이에 따라 상처 부위에 미세한 전기 자극을 가해 피부 세포 주변의 전기장을 강화했더니 상처 치유 속도가 더 빨라진다는 결과를 얻었으며, 케라티노사이트를 올리고 한쪽 방향으로 전기 자극을 가했더니 상처 회복이 3배 빨라지는 것을 확인했다고 한다.

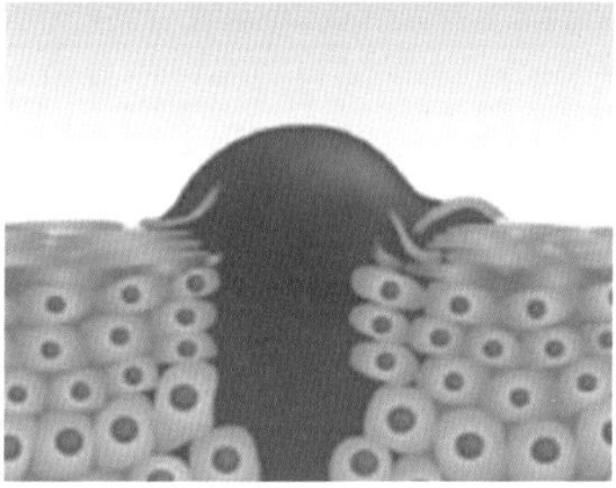

1, 2 단계

혈소판이 혈액을 응고하여 주변 혈관이 부풀어 오름 .

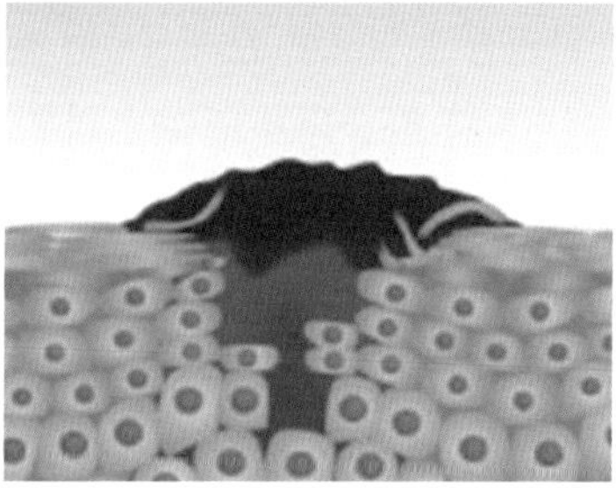

3 단계

콜라겐섬유의 재구성 후 과다증식했던 세포가 흉터가 됨

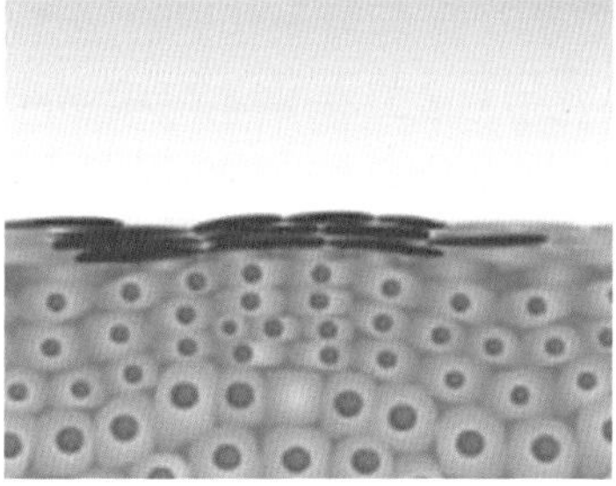

4 단계

케라티노사이트가 진피층에서 콜라겐 생성 후 섬유아세포가 분열하여 피부재생

〈 fig 1-33. 상처 치유 의 4 단계 〉

화장품은 피부에 흡수될까

피부는 접촉한 물질을 피부 내로 흡수하는 기능이 있다. 피부의 흡수 경로는 표피를 통해 혈관으로 유입되는 표피경로가 있고, 표피를 거쳐 기름샘으로 유입되는 부속기 경로가 있다. 피부흡수는 각질층의 두께나 밀도 등에 의하여 흡수되는 차이가 존재한다. 표피경로에서는 각질층이나 그 이하의 표피를 통해 진피에 전달되고, 색소나 비타민A 등은 부속기 경로를 통해 흡수된다. 환경호르몬이나 화장품의 독성 물질도 이와 같은 경로로 흡수된다. 화장품은 현대인들에게 생활 깊숙이 자리잡고 있으며 오래전부터 현대인들의 생활필수품이 되었다. 광고에서처럼 화장품이 깊숙이 피부에 침투하기 위해서는 피부의 흡수기능이 활발해야 한다. 하지만 우리는 반드시 무조건적으로 화장품이 흡수되는 것이 인체에 좋은 것인지 생각 해봐야 한다.

인간은 피부장벽으로 인하여 접촉한 물질이 완전히 흡수되지는 못하도록 설계된 피부구조를 가졌으나 현대과학에서는 나노단위로 물질을 잘게 쪼개어 피부에 침투시키려고 애를 쓰고 있다. 하지만 현대인들은 몸안에 독소로 인하여 건강에 위협을 받고 환경호르몬이 몸 안으로 흡수되어 각종 암에 시달리고 있을 정도로 독소에 많이 노출되어 있다. 독소는 세포 내 환경을 나쁘게 만들고 혈관을 타고 몸 안 곳곳을 누비고 다니면서 각종 염증을 만들어 내고 있다. 따라서 해독이라는 용어가 일반인에게도 익숙할 만큼 주요 관심사이며 독소를 배출하는 방법도 각종 메스컴을 통하여 여러 가지 소개 되고 있다.

피부해독은 주로 땀을 통해서 독소를 배출하는 것이 일반적이지만 그 외에도, 자연바람을 이용하는 풍욕이나 미생물을 이용하는 효소 찜질 등 다양한 피부해독 방법들이 소개되고 있다. 그 외에도 족욕이나 반신욕, 고온으로 몸 전체에 열을 가하여 땀을 배출시키는 숯을 이용하는 방법도 많이 이용하는 피부해독 중 하나이다.

피부해독은 대개 땀 배출을 통해서 이루어진다. 땀을 어떻게 흘리느냐는 몸의 독소를 배출한다는 측면에서 매우 중요하다. 특히 땀구멍은 밖의 것이 안으로 들어오지 못하고 안에 것을 밖으로 내보내는 구조로 되어 있다. 이런 구조를 통해 땀을 통해 피부에서는 몸 속의 노폐물이 밖으로 배출된다. 땀이 배출될 때에는 피부의 림프가 모두 작용되고, 피부 아래에 적체 되어 있던 노폐물을 배출하게 된다.

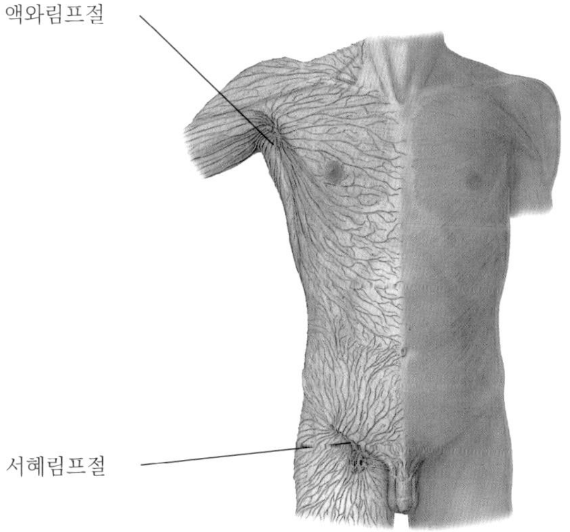

〈 fig 1-34. 피부림프 〉

피부독

 인체에 쌓이는 독소는 종류와 경로 모두 다양하지만 해독방법 또한 여러가지가 있기 때문에 피부에 쌓이는 독에 비해 해결방법이 쉬운 편이다. 피부에 쌓이는 독은 피부 스스로 배출하지 못해 몸 안에 쌓이게 된다. 매일 사용하는 샴푸나 린스도 피부에 독을 쌓이게 하는 물질로 특히 환경호르몬으로 잘 알려져 있다.

피부에 사용되는 설파민은 유황성분의 설파가 함유된 것으로 항염증에 많이 사용되지만 스테로이드와 마찬가지로 모두 피부에 독으로 남아 있게 된다. 항염증작용으로 사용되는 스테로이드는 지속적으로 사용 시 계속적인 독이 쌓여 피부에 각화증이나 경화증을 만든다.

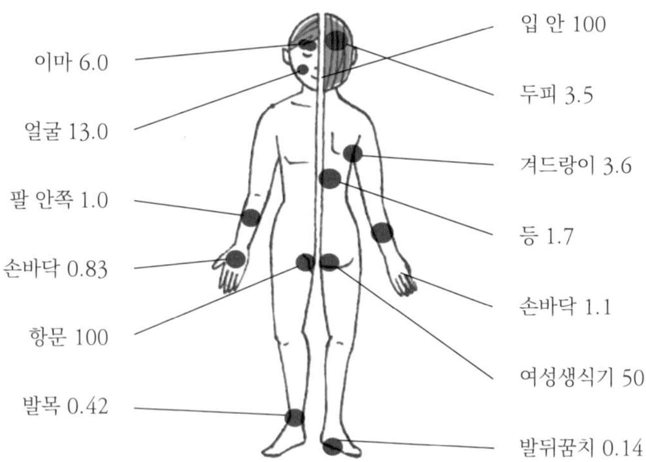

〈 fig 1-35. 경피흡수율 (단위 %) 〉

면역과 피부

피부는 인간의 생명활동에 필요한 수분유출을 막는 인체의 보호기제 중 하나이다. 또한, 세균의 침입을 막는 것도 피부의 가장 바깥쪽에 있는 각질층이다. 각질층은 죽은 세포와 지질로 구성되어 있지만 인체의 중요한 방어막인 것이다. 특히 각질의 가장 주요한 기능은 외상에 견딜 세포의 능력을 향상시키는 것 이다. 하지만 이 외에도 세포 신호 전달, 세포 증식 조절 등의 기능 또한 수행하고 있다.

죽은 세포 속에는 케라틴이라는 단백질이 들어있으며 수분도 함유하고 있다. 가을이 되어 기온이 내려가고, 날씨가 건조해지면 피부가 유독 푸석한 느낌이 드는 것은 외부환경이 변화하면서 인체의 체온 유지 및 피부 보호를 위해 죽은세포 속의 수분이 증발하기 때문이다. 만약 피부에 이러한 기능이 없다면 인체 안의 수분이 증발하여 인체에 심각한 문제를 유발할 수 있다. 이렇듯 외부의 환경에서 내부를 보호하고 있는 것이 각질층이다. 따라서 각질층에 수분이 얼마나 함유하고 있는지에 따라 촉촉한 피부를 유지할 수 있게 된다. 즉, 수분손실을 막는 피부의 물리적인 장벽은 표피의 가장 바깥층인 각질층이다. 앞서 기술했듯이 각질층의 성분은 죽은 세포와 지질인데 이러한 구조가 방어막에 중요한 역할을 한다. 이 방어막이 무너졌을 때 랑게르한스 세포가 증가하고, 방어막의 손상이 회복되면 랑게르한스 세포의 수가 감소하게 된다.

이 말은 첫 번째 각질층의 방어막이 손상되어야 면역기능세포인 랑게한스세포의 기능이 활성화 된다는 것이다. 얼굴 피부의 각질층은 신체의 모든 각질층 중 가장 얇다.

일본의 피부과학자에 의하면 얼굴피부는 만성적으로 염증이 일어나는 상태라고 한다. 염증이 있다는 것은 표피에서 일어나는 각질층의 순환 주기가 빠르다는 것을 말하며, 실제로 다른 부위보다 얼굴의 피부는 각질층의 재생속도가 빠르다.

인간은 건조한 환경에 노출되면 피부가 민감해진다. 건조한 환경에서는 표피 안에 염증을 일으키는 사이토카인과 면역기능을 담당하는 랑게르한스세포가 늘어나고 가려움을 유발하는 히스타민의 양도 증가한다. 습도가 유지되던 환경에서 급격하게 건조한 환경으로 바뀌면 인체의 재생속도가 쫓아오지 못하고 각질층의 방어막이 일시에 파괴되는데, 이런 경우 다양한 피부병의 원인이 된다. 대표적으로 물리적 방어막이 파괴되어 각질층이 거칠어 지는 병이 바로 건선이다.

방어막기능을 제어하는 것은 습도 센서라 할 수 있다. 피부의 온도를 감지하는 센서가 케라티노사이트에 존재하기 때문에 피부관리가 곧 면역력을 향상시키는데 중요한 인자라 할 수 있다.

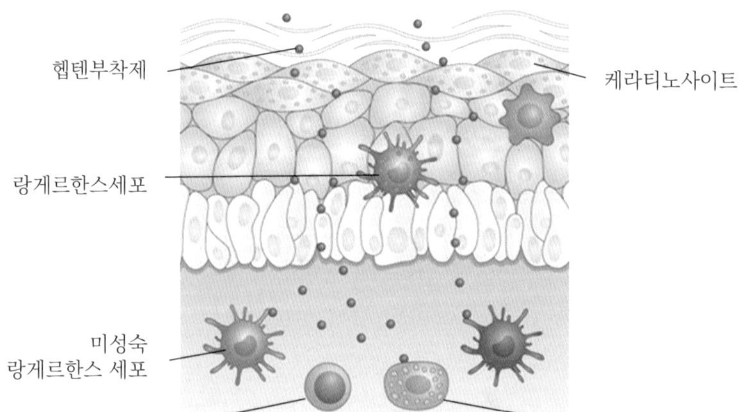

〈 fig 1-36. 면역에 작용하는 피부인자 〉

피부 질환

여드름

여드름은 피부질환 중 가장 일반적인 것이라 할 만큼 많고 다양하다. 먼저 모공 내에 위치한 피지선에서 분비하는 피지가 원활하게 배출되지 못하여 모공 내에 쌓이는 블랙헤드가 있다. 모공 안에 쌓인 피지들이 굳고, 밖의 공기와 접촉하여 검게 산화된 것이 블랙헤드이다.

이와 반대로 화이트헤드는 좁쌀여드름에서 많이 나타나는 형태이다. 화이트헤드는 과도한 피지분비와 모공 내 각질이 비후되어 생긴다.

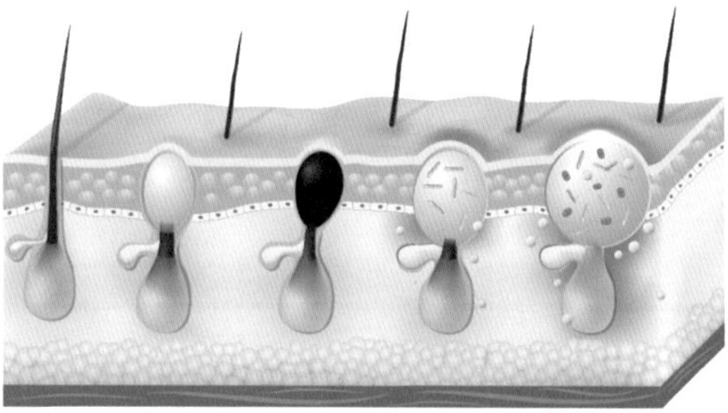

〈 fig 1-37. 여드름의 종류 〉

모공 내에 각질세포들이 떨어져 나가지 못하고 모공의 입구를 막아 발생하는 것을 화이트헤드라고 한다. 화이트헤드는 피지덩어리들이 딱딱하게 뭉쳐서 생기는 타입과 찐득한 겔 형태의 화이트헤드로 나눌 수 있다. 딱딱한 형태의 화이트헤드는 염증성으로 가는 경우가 드물지만, 찐득한 형태의 화이트헤드는 염증성 여드름으로 가기 쉽다. 염증성 여드름은 스트레스나 과로, 수면 부족 등에 의해 면역력이 약해진 피부 속으로 균이 침투해 발생하는 경우가 많은데 이러한 모낭염증에 의한 여드름은 의학적 소견으로는 표피 포도상구균이나 황색포도상구균에 의해 발생한다고 보고 있다. 또한, 작은 구진으로 인한 여드름은 모낭염증과 화이트헤드가 결합되어 발생한다. 이런 여드름은 보통 농포가 생기고, 하얗게 고름이 생기는 형태를 띄고 있다. 이런 형태의 여드름은 치료 시 그 예후가 좋은 편이다. 그 이유는 발생한 농포나 고름이 이미 면역세포들이 세균과 싸워서 발생한 결과물이기 때문에 현재 관찰되는 농 치료만 잘하면 흉지지 않고, 호전되는 경우가 많다.

결절여드름은 모공이 터지면서 염증이 깊고 넓게 확산되는 형태의 여드름이다. 주로 염증성여드름이 오래 시간이 경과되어 나타나는 경우가 많다. 그러나 처음부터 결절성여드름이 발생하는 사람은 대개 머리뼈나 얼굴뼈에 구조적 제한이 있다.

낭포여드름은 염증이 작은 것부터 아주 큰 형태까지 나타나며, 대부분 흉터를 남기는 특징이 있다.

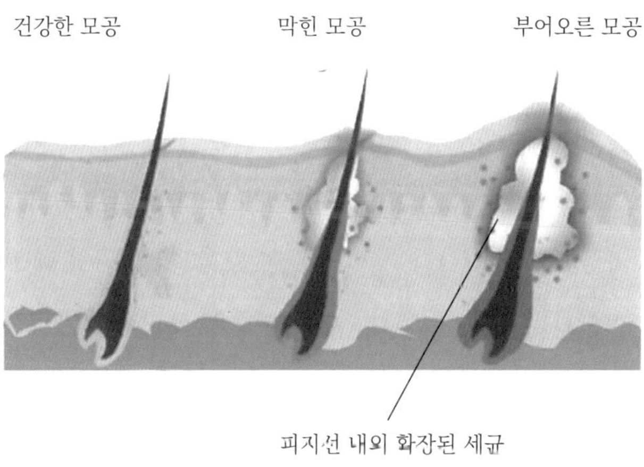

〈 fig 1-38. 여드름 모공의 형태 〉

어떤 형태의 여드름이든지 얼굴에 생긴 여드름이 잘 낫지 않는 경우, 일반적으로 목의 림프절이 커져 있으니 이 부분을 잘 살펴봐야 한다. 여드름이 낫지 않는 것은 얼굴피부의 문제보다는 인체의 다른 부분에서 발생한 구조적 문제점으로 인한 경우가 더 많다.

모공은 털이 자라나는 모공과 털 대신에 피지분비가 더 활발한 모공이 있다. 여드름이 발생하는 모공은 피지 분비가 많아 털이 자라기 힘든 모공을 가진 경우이다. 일반적으로 여드름치료 라고 하면 얼굴만을 치료하는 경우가 대부분이긴 하지만 구조적 문제 해결이 우선되어야 한다. 따라서 얼굴뼈나 머리뼈들을 먼저 살펴볼 필요가 있다. 아래에 있는 구조들이 제한적일 때 피부의 모공이 더 활발하게 피지를 내기 때문이다. 모공의 피지분비를 늦추기 위하여 피부보다는 피부아래 있는 얼굴뼈나 머리뼈의 구조적 문제점을 해결해야만 한다.

인체 피부 전체에 약 200만개의 모공이 있으며, 모공은 환경오염물질로부터 피부를 보호하기 위한 기관이다. 모공크기는 사람마다 유전적 성향이 있다. 엄마 뱃속에서 땀샘이 만들어질 때 영향을 받기 때문이다. 여드름을 치료하는 고객 중 얼굴의 상열감을 동반한 경우에는 잘 낫지 않은 경향을 보인다. 왜냐하면 상체쪽으로 열이 몰려 있고, 상대적으로 하체에는 혈이 부족한 상태가 되어 혈액 순환의 균형이 흐트러져 있기 때문이다. 동양의학에서는 열은 발산과 상승의 성질이 있고, 냉기는 수렴하거나 하강하는 성질이 있다. 그래서 상부로 열이 몰린 사람은 대부분 하체에 냉기가 있기 마련이다. 상열감은 밥을 먹고 식체가 생기는 것처럼 기가 체한 것이다. 이 것은 개개인이 가진 감정 또는 성격과 관련이 깊다. 현대인은 스트레스가 성격이나 감정에 많은 비중을 차지하므로 스트레스에 과도하게 노출되면 코티졸이라는 호르몬이 분비되고, 스트레스호르몬은 피지선을 활발하게 만든다. 또 자율신경계의 교란이 일어나 염증반응이 더 활발해진다.

동양의학에서는 여드름을 비위습열에 의한 것으로 판단하여 오장육부를 다스려 관리하는데 동양의학에서 말하는 비위란 몸의 수직축과 수평축을 나타내는 말이다. 해부학적으로 오장육부는 척추에 매달려 있으며, 교감신경이 척추전면에 타고 내려가고, 부교감신경이 후두부와 천골에서 나와 말초신경들과 만난다. 이러한 해부학적 구조는 염증성 질환을 가진 사람들에게 치료 시 큰 의미를 준다. 염증 반응은 백혈구와 관련이 깊다. 백혈구는 과립구 60%, 림프구 35%, 마이크로파지 5%로 구성되어 있는데, 체내에서 백혈구는 염증반응에 깊이 관여하기 때문에 등 관리를 통해 자율신경계의 균형을 개선하면 염증반응을 줄일 수 있다.

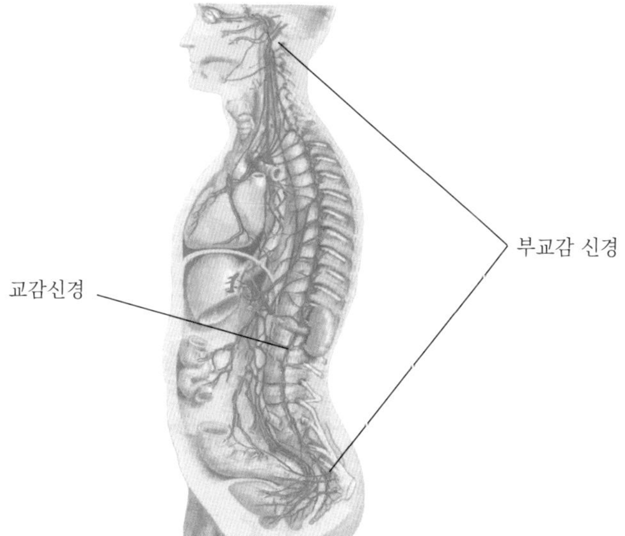

〈 fig 1-39. 자율신경계 〉

색소침착

멜라닌이 표피에 침착되어 만드는 색소침착이라 하면 얼굴에 끼는 기미를 주로 알고 있지만 사실 몸에도 색소침착이 발생할 수 있다. 얼굴에 끼는 기미는 여러 가지 모양의 형태가 있으며, 부위도 다양하게 나타난다. 일반적으로 가장 많이 나타나는 부위는 광대이다. 기미는 의학적으로는 자외선에 노출되거나 피임약 등으로 나타난다고 알려져 있으며, 보통 여성에게 흔하고, 주로 임산부에게 발생한다. 태양광선의 영향을 받으면 더욱 심해지는 것은 사실이나 그러한 조건에 노출되어도 발생하지 않는 경우도 있기 때문에 자외선이 주 원인이라고 확신할 수 없다. 다만, 자외선에 의해 기미가 심해지는 것은 사실로 봐야 한다.

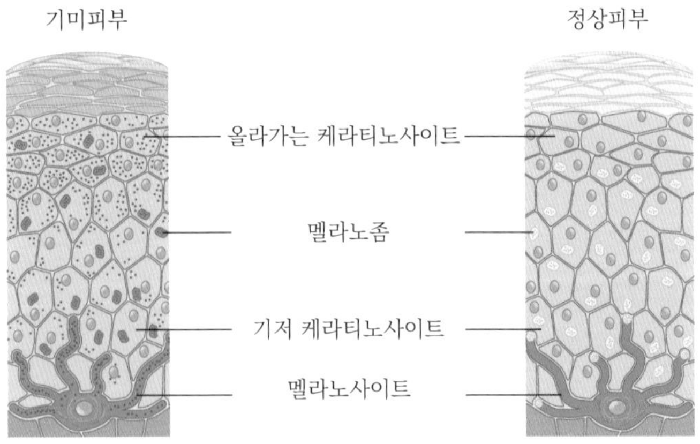

〈 fig 1-40. 기미 생성 과정 〉

기미는 햇빛으로 인해 악화되는데, 특히 자외선이 가장 문제가 된다. 자외선은 우리 피부에 있는 멜라닌세포를 자극하여 멜라닌을 많이 형성하여 색소침착을 유발한다. 사실 멜라닌은 자외선으로부터 피부에 발생되는 활성산소를 없애주고, 자외선으로부터 피부의 DNA를 지켜주는 기능이 있는 유익한 체내 물질이다. 그러나 티로시나아제라는 효소로 인해 멜라닌 색소가 피부에 침착하는 것이다. 자외선은 멜라닌 색소를 직접 자극하는 것이 아니라 티로시나아제의 활성을 촉진한다. 그리고 이로 인해 멜라닌 색소가 피부에 침착되는 것이다. 그래서 대부분의 미백화장품들에는 티로시나아제가 산화되는 것을 방지하는 성분들이 많이 함유되어 있다.

기미를 일으키거나 악화시키는 원인에는 호르몬을 빼놓을 수 없다. 기미는 50~70%의 임산부에게서 흔하게 나타나는 증상이다. 그리고 임산부가 아니더라도 피임약을 복용하는 여성의 경우 약 25%는 기미가 나타난다.

먼저 임산부에게는 광대부위에 기미가 많이 나타나지만 임신당시 발생한 기미가 출산 후에는 자연스럽게 사라지는 경우가 일반적이다. 이러한 현상의 원인은 광대뼈의 구조적 특징 때문이다. 광대부위는 동양의학적 반사구 관점에서 보았을 때 어깨부위에 해당된다. 즉, 임산부들은 배가 나오면서 어깨의 움직임이 일시적으로 제한되는 경우가 많기에 광대 부분에 기미가 발생하였다가, 출산 후 어깨의 움직임이 개선되면 기미가 사라지는 것이다. 따라서 임신부가 아닐지라도 어깨가 굳어 있는 사람들은 대부분 광대부위에 기미가 끼어 있다. 이 부위의 색소침착은 진피층까지 침범하는 경우가 많은데 그 이유는 얼굴뼈부터 부착된 진성피부인대 때문이다.

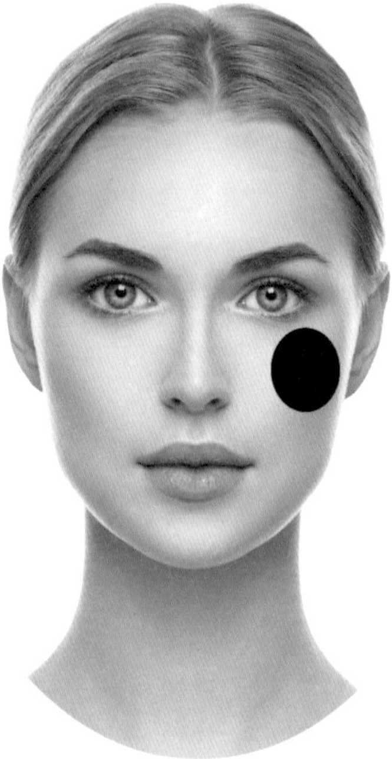

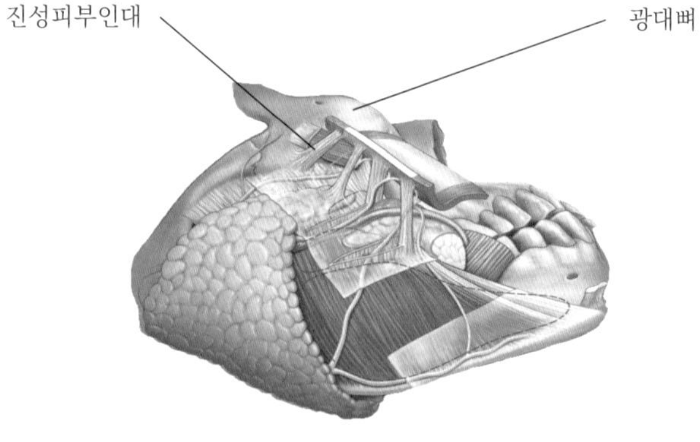

〈 fig 1-41. 광대 피부인대 〉

동양의학에서는 몸 상태와 연관지어 색소침착을 바라보았다. 볼에 색소침착이 있는 경우는 간과 자궁의 문제이다. 구조적으로 간과 자궁은 연결되어 있다. 또한, 간은 횡격막의 움직임에 의해 영향을 받는 장기이다. 그리고, 간과 자궁은 같은 막으로 연결되어 있기에, 간의 제한은 자궁으로, 자궁의 제한은 간에게 전달된다. 따라서 치료 시에는 서로 상호보완적인 움직임을 가진다. 색소침착은 자궁을 적출하거나 자궁에 혹을 가진 사람에게서 자주 나타난다.

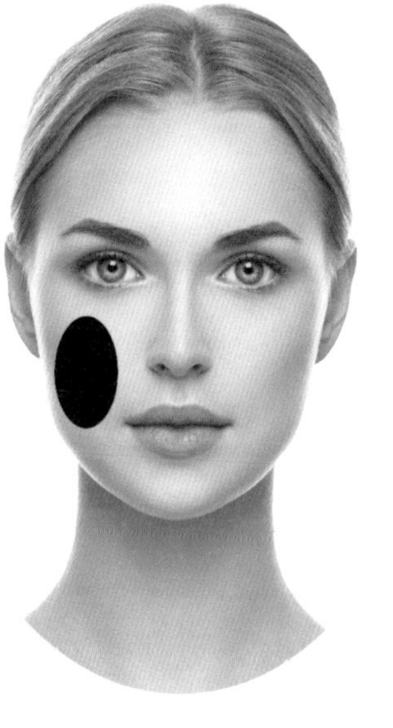

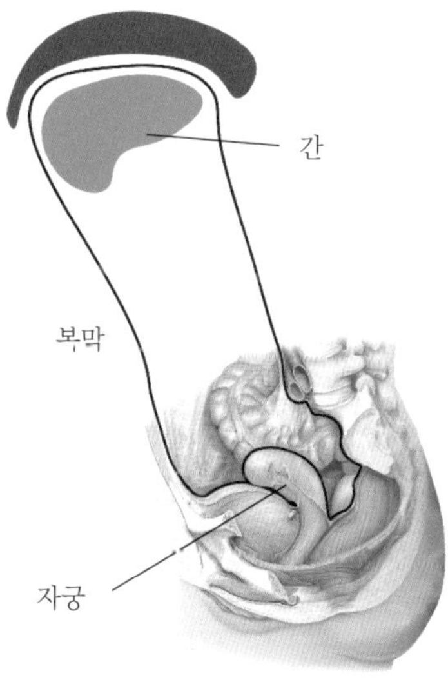

〈 fig 1-42. 간과 자궁을 연결하는 복막 〉

이마의 색소침착은 앞이마뼈에 문제가 있을 경우 발생한다. 주로 소화기에 문제가 있는 사람에게서 자주 나타나는데 이러한 경우에 보통 구조적으로 앞이마뼈와 나비뼈의 제한이 있다.

일반적으로 머리카락으로 가리고 있거나 색소침착이 광대나 볼에 비해 두드러지지 않아 본인이 모르는 경우가 많고, 타인의 눈에 더 두드러져 보인다. 햇빛에서 보았을 때, 이마에 어두운 그림자가 앉은 것처럼 나타나기 때문에 형광등 불빛 아래에서는 잘 구별 되지 않는다.

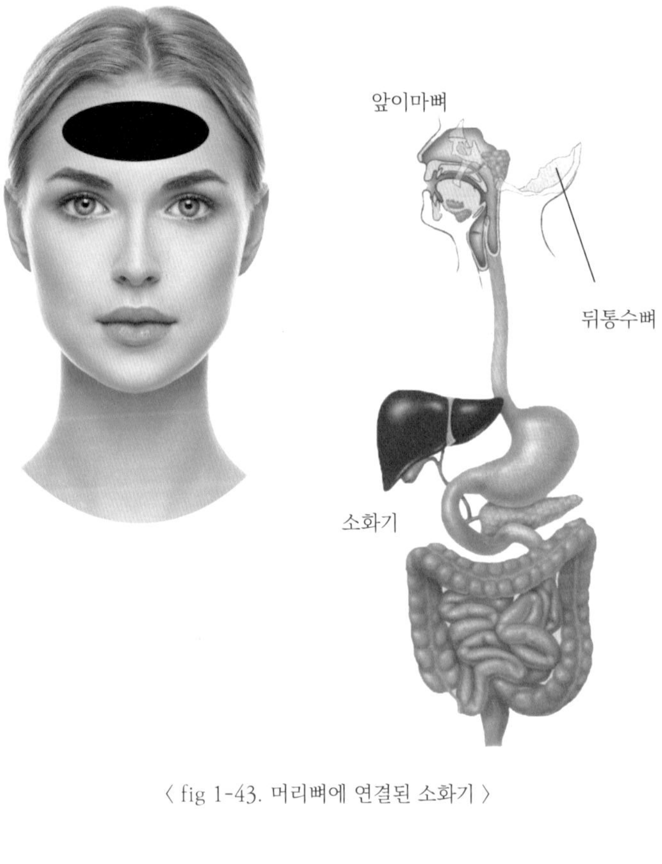

〈 fig 1-43. 머리뼈에 연결된 소화기 〉

코 끝의 색소침착은 작게 나타나 전문가가 아니면 구별하기 어렵고 색소가 주로 표피층에 쌓인다. 색소가 얕게 분포하기에 관리 시 효과도 빠르다. 보통 코 끝은 블랙헤드가 잘 생기는 부위로 색소침착과 함께 발생하기도 한다.

코 끝은 엉치뼈(천골)의 기능이 나타나는 반사구로써, 뇌척수막을 통하여 뇌척수액이 순환되는 곳이다. 뇌척수액은 뇌하수체에서 나오는 호르몬을 표적기관까지 운반하는 역할을 한다. 따라서 엉치뼈의 기능을 높이고 뇌척수액 순환을 원활하게 함으로써 이곳에 발생한 색소침착이나 블랙헤드를 제거해야 한다.

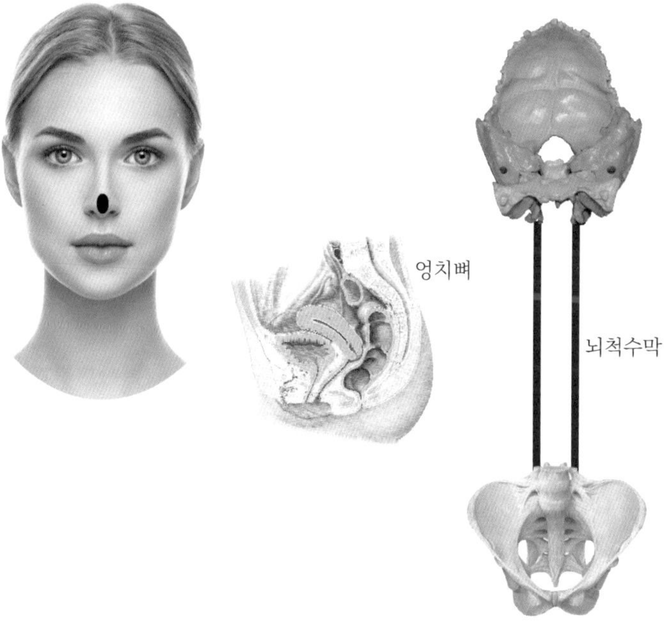

〈 fig 1-44. 골반과 머리뼈를 연결하는 뇌척수막 1〉

아토피

선천적으로 과민한 알레르기성에 염증이 가해진 만성 피부 질환을 통틀어 '아토피성 피부염'이라 부른다. 아토피성 피부염은 심한 가려움증을 동반하고 만성적으로 재발하는 피부 습진 질환이다. 아토피성 피부염의 발생 빈도는 나이가 들면서 점점 줄어들지만, 아토피 환자의 70~80%는 가족력이 있다. 최근 들어 환경 요인의 중요성이 강조되고 있으며, 인스턴트식품 섭취의 증가, 알레르기 물질의 증가 등이 아토피성 피부염 발병과 밀접한 관련이 있다. 그러나 대부분의 아토피 환자의 80% 이상은 면역학적 이상을 보여, 혈액 속에서 면역글로불린E(IgE)이 증가한다. 아토피성 피부염 환자의 특징은 음식물이나 공기 중의 항원에 대한 특이 IgE 항체가 존재하기 때문에 항원에 노출되면 아토피 증상이 더 심하게 나타난다.

태열이라고 하여 신생아들에게서 많이 나타나는 아토피는 현재로써는 특별한 원인을 찾지 못하고 있으나, 동양의학에서는 엄마의 뱃속에서 태아의 여러 찌꺼기가 장 내에 머물러 태변을 만드는데 태변을 완전히 배설치 않아 생긴다고 본다.

아토피 알레르기 증상은 체내 코르티솔 분비가 하루 중 가장 적은 잠자기 전에 가장 심해져 환자들이 잠을 잘 수 없을 정도로 심하게 긁는다. 아토피의 환자의 60%이상에서 필라그린유전자 변이가 있다는 발표도 나왔으나 사람마다의 개별적 차이가 있다고 한다.

아토피가 발생하는 신체부위는 사람마다 차이가 크나 임상적으로 공통적인 것은 찾을 수 있었다,

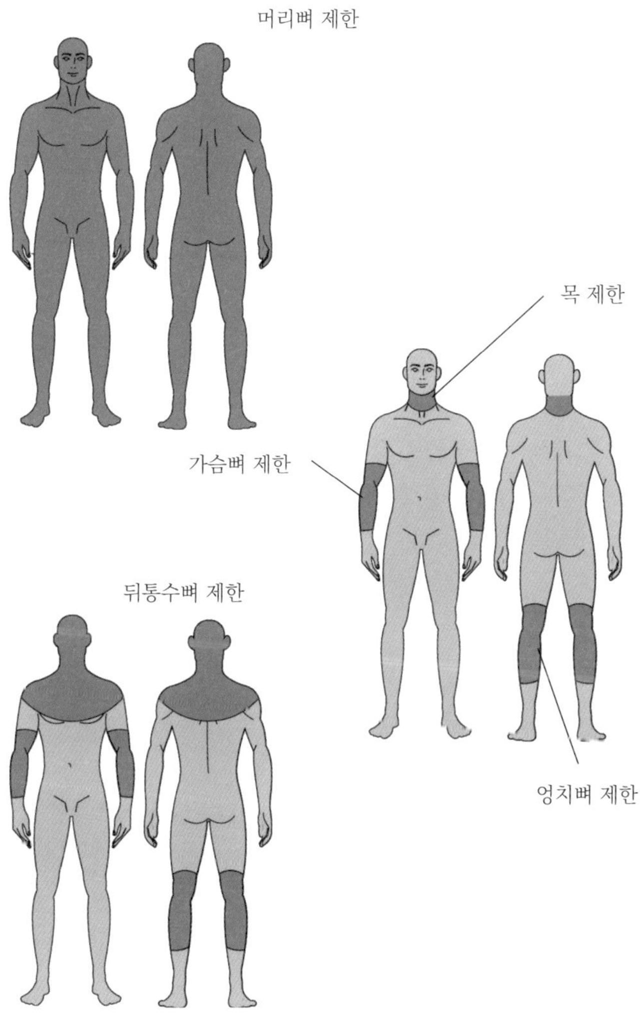

〈 fig 1-45. 부위별 아토피 증상 〉

건선

건선은 붉은 반점과 비늘처럼 일어나는 피부각질(인설)을 동반한 발진(구진)이 나타나는 난치성피부질환으로, 원인은 확실히 밝혀지지 않았다. 일부에서는 비타민 D와 A의 결핍이 원인이라고 하고, 최근에는 유전자와 면역학적 이상이 주된 이유라는 의견이 있으나, 아직 확실치 않다. 오히려 건선은 자가면역질환중 하나이기 때문에 당뇨처럼 평생 관리해야 되는 질환으로 여기는 추세이다. 현재 건선을 치료하는 것 중 가장 알반적으로 적용하는 것이 면역치료이다. 기존 건선 치료에 사용되는 부신피질 호르몬 제제는 부작용이 심하여 보완되어 나온 것이 비타민 D 유도체 연고이다.

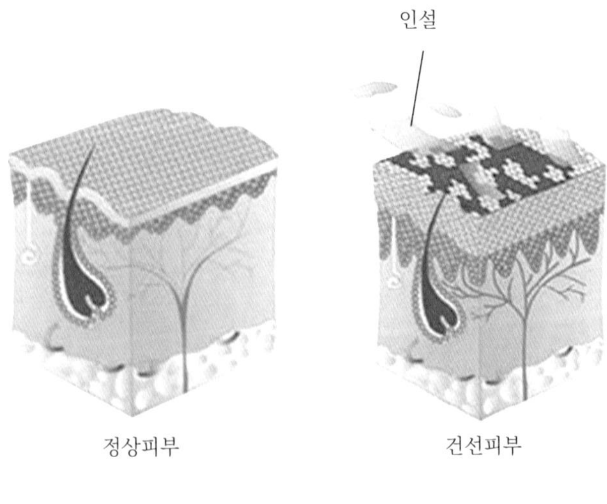

〈 fig 1-46. 정상피부와 건선피부의 비교 〉

접촉성피부염

접촉피부염은 외부 물질과의 접촉에 의하여 생기는 모든 피부염을 말하지만 외부물질에 대한 면역과민반응이라 할 수 있다. 비누, 세제 등과 같은 알칼리와 산, 기저귀 등의 접촉물질 자체의 자극에 의하여 생기는 원발성 접촉피부염과 식물, 금속, 화장품, 방부제, 약제, 고무, 합성수지 등 접촉물질에 대한 알레르기 반응이 있는 사람에게만 생기는 알레르기성 접촉피부염으로 구분된다.

원발성 접촉피부염 중에는 대표적으로 흔한 세제로 인한 주부습진이 이에 해당된다. 또한, 습기나 마찰에 의하여 생긴 기저귀피부염은 기저귀를 차는 유아의 회음부에 발생한다. 알레르기성 접촉피부염은 옻나무 또는 도금한 금속이 피부에 닿았을 때 발생한다. 사람마다의 차이는 있지만 피부에 닿았을 때 독성물질로 인식되어 나타난다고 할 수 있다. 보통 병원에서는 피부에서 히스타민이 과잉 분비되어 나타나는 것으로 판단하여 접촉성피부염에 걸리면 대부분 항히스타민제를 처방해 준다. 접촉성피부염을 앓는 사람들의 경우 체온이 떨어진 경우 발병되기 때문에 체온을 높여 면역력을 증가하면 호전 되는 경우가 많다.

지루성피부염

지루성 피부염은 피지의 분비가 많은 부위(머리, 이마, 가슴, 겨드랑이 등)에 발생하기 쉬운 만성염증성 피부질환이다. 님성들의 주로 머리 경계부위를 따라 발생하고 두피에서도 많이 발생한다. 지루성 피부염의 원인은 아직 정확하게 밝혀지지는 않았지만, 피지의 과다 분비, 모공에 기생하는 곰팡이등이 원인이 된다고 한다. 스트레스를 받거나 과로하면 스트레스 호르몬이 증가하면서 피지 분비량이 증가하고, 신체 저항력이 저하되어 각종 세균의 증식으로 염증이 발생하게 된다. 지루성피부염이 여드름과 동반되어 나타나는 경우도 있다.

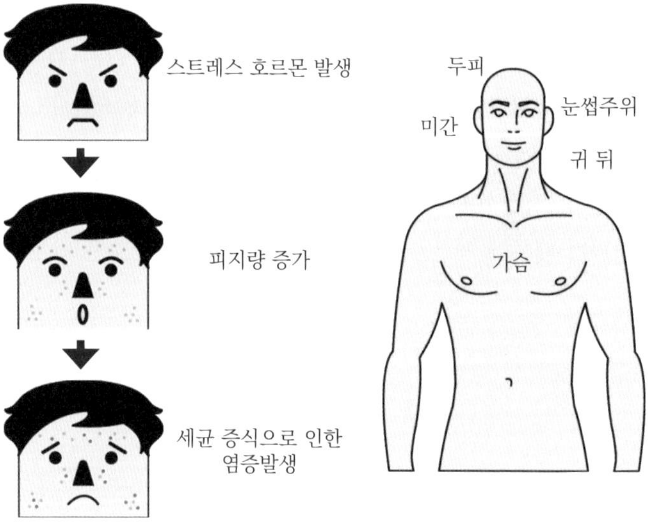

〈 fig 1-47. 지루성 피부염 발생 부위 〉

II.

Face

얼굴 바로알기

얼굴이란

얼굴이란 밖으로 드러나 있는 나의 내면이라 할 수 있다. 몸은 옷으로 가려져 있지만 얼굴은 항상 노출되어 있는 곳이기 때문에 '나'라는 개인을 타인에게 어떤 사람이라고 알려주는 시작점이기도 하다. 나의 의지와 상관 없이 나의 얼굴을 타인에게 보이도록 하며 타인에게 나의 얼굴을 보여주기도 한다. 우리가 보고 있는 것은 얼굴의 구조이지만 나의 내면 상태에 따라 얼굴의 구조가 미세하게 변할 수 있다는 것을 잘 알지 못하고 있다.

화나는 표정이 일상생활이 된 사람의 웃는 근육은 굳고 화날 때 움직이는 근육만이 발달하여 특정한 이미지를 만든다. 사람이 만들 수 있는 표정은 80여개의 얼굴근육으로 300개 이상의 표정을 만들 수 있다. 또한, 샌프란시스코 캘리포니아 대학교 명예교수인 심리학자 폴 에크먼은 사람의 표정은 1만 개가 넘는다고 말했다. 표정은 그 사람의 생각의 뿌리이기때문에 인간은 표정으로 자신이 하고 싶은 말을 전할 수도 있다. 때로는 수많은 말보다 단 하나의 표정이 더 많은 것을 전하기도 한다. 얼굴에 있는 이목구비로 말 대신 소통을 하는 것이다. 얼굴에 대해 잘 알지 못하는 사람도 타인을 마주 할 때 본인만의 판단을 내리게 된다. 사나운 사람이라고 생각하거나, 착한 사람이라고 생각하는 등 각 사람마다 주관적인 판단을 내리게 된다. 순간적으로 바라볼 때 첫인상에서 오는 정보를 나의 뇌가 판단하는 것이다. 이때 이목구비의 조화로움은 첫인상을 결정하는데에 큰 역할을 한다.

얼굴은 사회적 동물인 인간에게 타인과의 소통을 하는 영역에서 중요한 위치를 차지하고 있다. 많은 사람들이 성형을 통해서라도 자신의 얼굴을 바꾸고 싶은 욕망을 가지고 있다. 이러한 생각은 타인에게 보여지는 본인의 얼굴과 자신이 인식하는 본인의 얼굴의 괴리감을 줄이고, 스스로에게 자신감을 갖기 위함이다. 얼굴은 언제나 타인에게 노출 되어 있고, 자신의 얼굴을 관찰 하기 위해서는 거울을 이용해야만 하는 데, 심리적으로 자신이 느끼는 본인의 얼굴과 타인에게 보여지는 본인의 얼굴이 다르게 느껴질 수 있기 때문이다. 필자는 이런 면을 보면 얼굴은 진정한 현실로 통하는 문과도 같다는 생각이 든다.

뇌에는 얼굴을 인식하는 구역이 있다. 인간은 수많은 사람의 얼굴을 다르게 인식하는 뛰어난 능력을 가지고 있다. 특히 눈에 보이는 것보다 얼굴에 나타나는 마음이 반영된 얼굴을 구분하여 인식하는 특별함이 있다. 그리하여 표정은 가끔씩 말을 초월하기도 한다고 한다.

얼굴은 엄마 뱃속에서부터 형태가 만들어진다. 좌, 우의 얼굴이 코를 중심으로 만나고, 이 때 쇄골, 흉골, 좌,우 골반도 모두 몸의 중심에서 만난다. 이렇게 특수한 발생적 과정에 의해 얼굴의 형태는 발생 당시부터 몸의 형태가 반영되어 있다고 볼 수 있다. 동양의학의 망진에서는 이러한 발생적 이론을 바탕으로 몸의 문제점을 파악하고 있다. 따라서 몸의 형태와 얼굴의 형태는 같은 시기에 발생하기 때문에 단순히 예뻐지기 위해 몸의 균형을 생각하지 않고 얼굴만 고치는 것은 오히려 건강을 위협할 수도 있다는 것을 생각해봐야 한다.

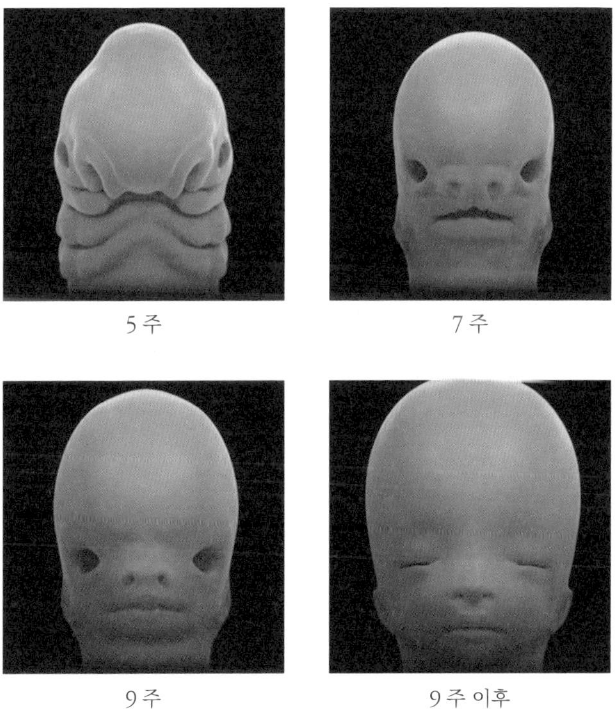

5주 7주 9주 9주 이후

〈 fig 2-1. 얼굴의 발생과정 〉

두피의 구조

두피는 머리뼈를 덮고 있는 피부를 말한다. 두피는 다섯 개의 층으로 이루어져 있다. 바깥쪽부터 살펴보면 두피층, 모발의 모근이 있는 피하조직층, 머리덮개널힘줄, 성긴결합조직층이 있고 그 아래는 뼈막층으로 이루어져 있다.

각 층마다의 고유한 기능이 있지만 얼굴 윤곽술과 가장 관련 된 층은 세 번째 층인 머리덮개널힘줄 층이다. 왜냐하면 머리덮개힘줄이 앞이마근과 뒷통수근육을 연결하고 있기 때문이다.

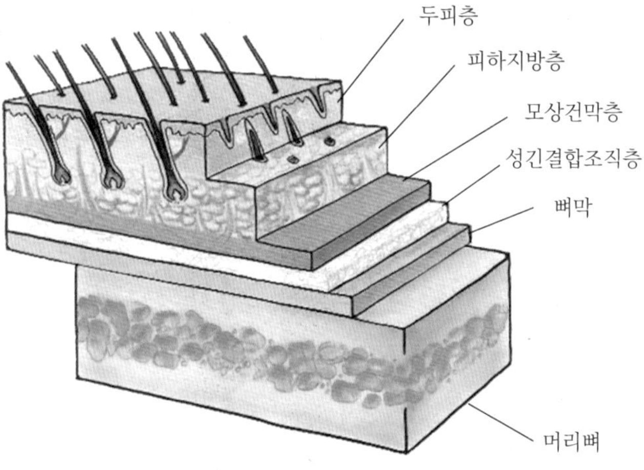

〈 fig 2-2. 두피층의 구조 〉

이러한 특별한 두피의 구조는 얼굴의 형태를 변하게 만드는 주된요인이 된다. 대표적인 예로 견갑골이 아래로 내려간다거나, 밖으로 빠져있으면 머리덮개힘줄을 긴장시킬 수 있다. 머리를 덮고 있는 머리덮개힘줄이 등에 있는 근육들과 연결되어 있기 때문이다. 머리널힘줄은 얼굴의 표정근육들이 피부인대로 고정된 얼굴널힘줄과 같이 연결되어 있는 구조이다. 머리널힘줄은 머리뼈 위에서 고정된 곳 없이 자유롭게 움직일 수 있는 구조이지만 얼굴널힘줄은 피부인대로 고정되어 있어 자유롭지 못한 구조로 이루어져 있다.

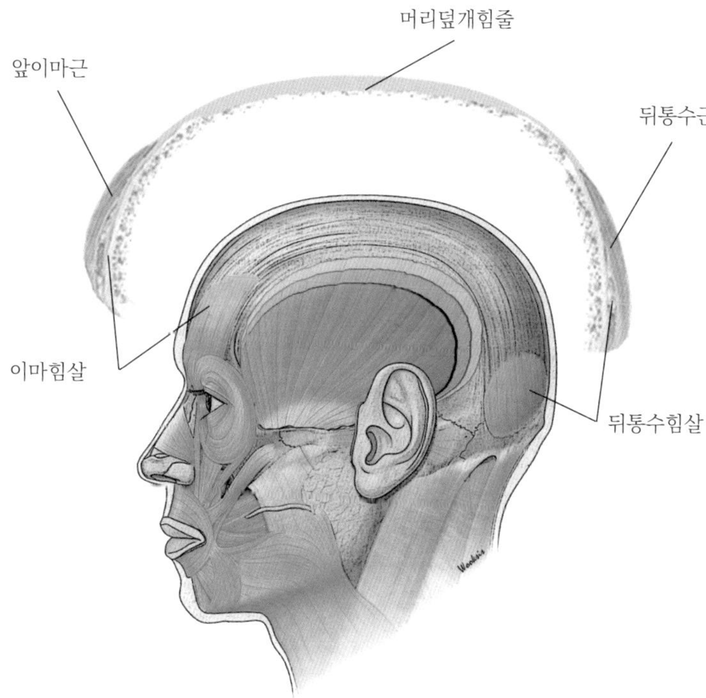

〈 fig 2-3. 머리덮개힘줄 구조 〉

얼굴의 구조

얼굴은 하나의 뼈가 아니라 퍼즐처럼 조각으로 이루어져 있다. 머리와 얼굴뼈 안에는 뇌척수막이 팽팽하게 지탱해주고, 밖은 두피에서 연결되는 막이 연장되어 얼굴 틀을 만든다. 뇌를 싸고 있는 뇌척수막이 얼굴뼈 안쪽을 지탱하고, 이 막은 척추 안으로 꼬리뼈까지 연결되어 있다. 얼굴뼈와 머리뼈는 골반뼈와 엉치뼈와 연결되어 서로 긴밀한 기능을 주고 받는다. 이러한 인체의 해부학 구조때문에 얼굴 윤곽술을 고객에게 제공할 때 골반을 관리해야 효과가 극대화 된다.

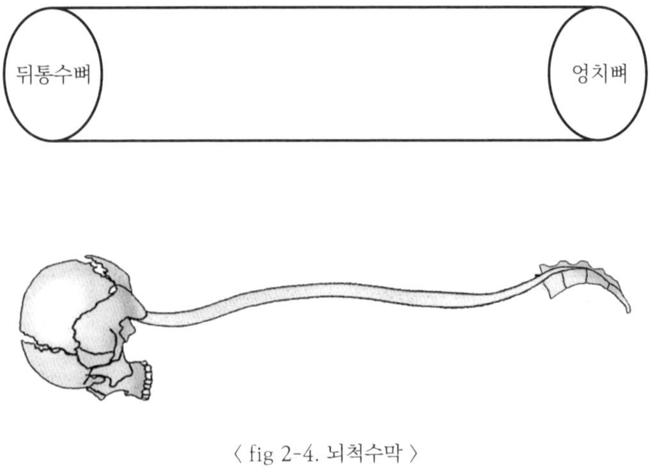

〈 fig 2-4. 뇌척수막 〉

얼굴은 머리뼈와 얼굴뼈로 구분된다. 머리뼈는 여덟 개로 구성되고 얼굴뼈는 15개의 뼈가 조각조각으로 나뉘어 있다. 이러한 뼈와 뼈가 만나는 곳을 봉합이라고 한다. 이 봉합은 팔다리에 있는 관절처럼 얼굴뼈나 머리뼈들이 움직이는데 중요한 기능을 한다. 단순히 예뻐지기 위해 성형수술을 통해 뼈를 잘라내는 것은 이러한 뼈의 움직임에 영향을 주기에 건강에도 큰 영향을 줄 수 있다.

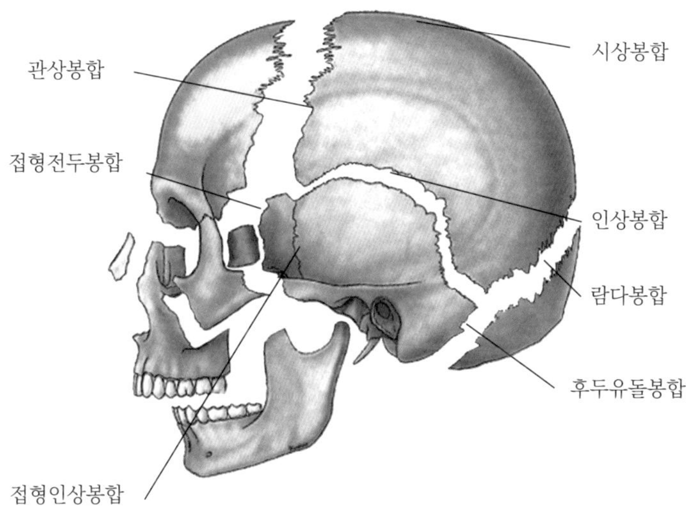

〈 fig 2-5. 머리뼈와 봉함 〉

얼굴은 머리뼈와 얼굴뼈가 안으로는 뇌척수막을 통해 연결되어 있고, 밖에서는 머리에서부터 시작되어 내려오는 두피가 얼굴의 구조와 연결된다. 두피의 세 번째층에서 내려오는 머리덮개힘줄이 얼굴널힘줄과 연결된 하나의 연결된 구조이며, 얼굴의 부위별로 피부인대라는 구조로 고정되어 있다. 이러한 구조와 중력으로 인하여 시간이 지날수록 인간의 얼굴은 쉽게 처지게 된다.

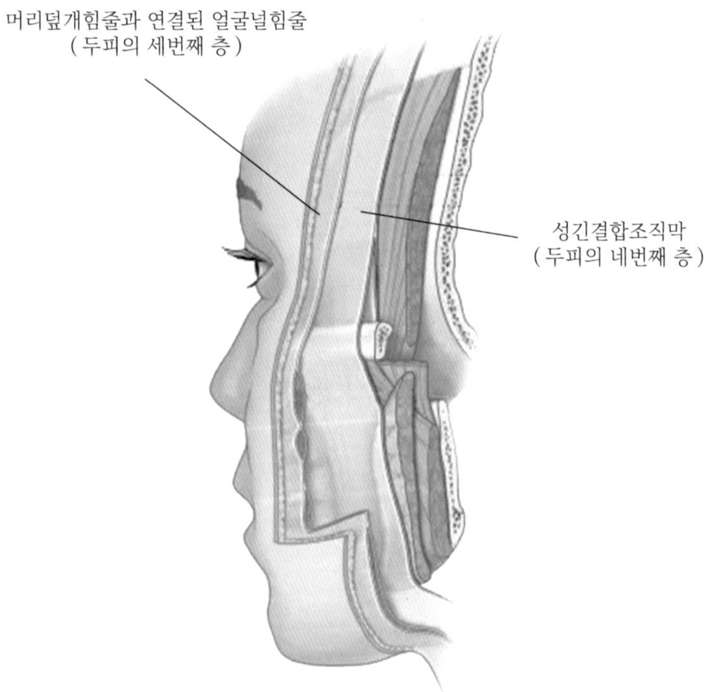

〈 fig 2-6. 두피근막 얼굴구조 〉

얼굴의 피부인대는 부위별로 약하게 고정시킨 곳도 있고, 강하게 고정되어 있는 부위도 있다. 피부인대는 얼굴의 윤곽을 결정짓는 중요한 구조이다. 두피부터 내려오는 근막이 피부 인대로 고정되지 않으면 쉽게 아래로 처질 수 있다. 관리사가 고객에게 얼굴 윤곽술을 시술할 때 얼굴과 두피의 해부학구조를 이해하지 못한다면 옳은 윤곽술을 제공할 수 없다.

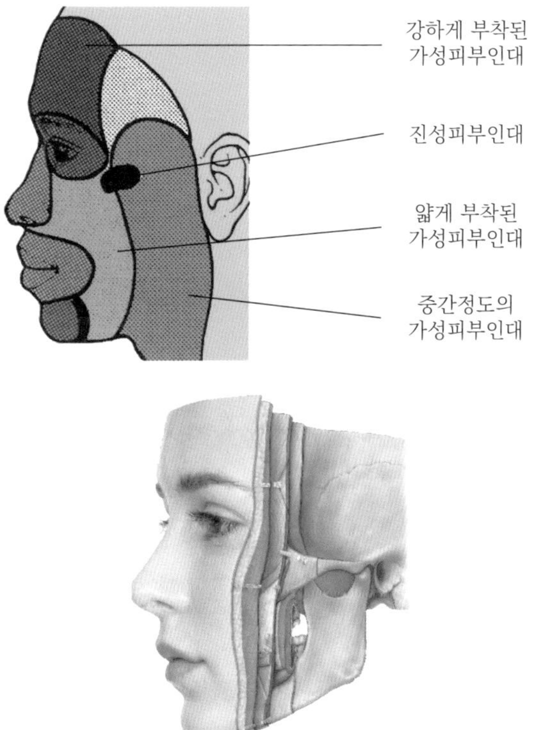

〈 fig 2-7. 얼굴의 피부인대 〉

얼굴의 황금비율

얼굴의 비율은 고대 그리스시대부터 시작되었다. 황금비율이라는 말은 건축에서 나온 말로 완벽한 비율을 찾고자 노력하였으며 모든 요소가 안정적 조화와 대칭을 이루어 가장 아름답게 여겨지는 비율을 말한다. 캘리포니아 대학과 토론토 대학의 연구팀이 얼굴에도 황금비율이 있다는 것을 발표 하였다. 연구에 의하면 눈과 입까지의 길이, 눈과 눈사이 길이가 얼굴에서 차지하는 비율에 따라 미인의 얼굴이 결정된다고 하였다. 눈과 입사이의 수직거리가 전체 얼굴 길이의 36%, 눈동자와 눈동자 사이의 수평거리는 얼굴 폭의 46%일 때 황금비율이라고 하며 가장 매력있는 비율이라 한다. 조화로우면서 보기에 안정감을 주는 것이 얼굴의 황금비율이며 미인의 조건이 된다. 르네상스 시대의 예술가들은 완벽한 이상적 인간의 표현을 위해 조각상이나 그림에도 황금비율을 적용하였다. 우리나라에서도 황금비율마스크에 자기사진을 대어 비율을 확인해보는 것이 한때 유행한적이 있을 만큼 얼굴의 비율에 대한 여성들의 관심이 매우 높다.

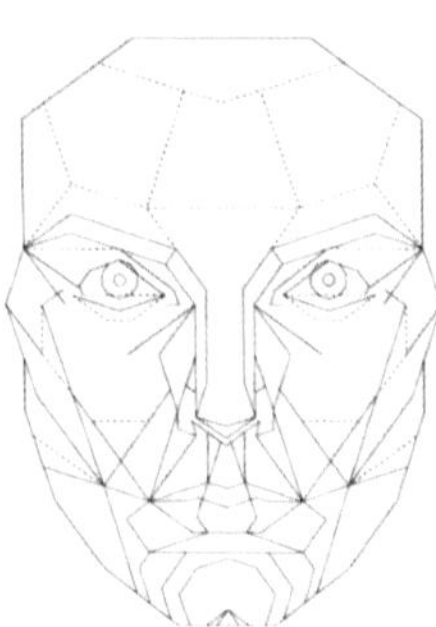

〈 fig 2-8. 황금비율마스크 〉

통상적인 미인을 가리켜 8등신이라하고, 이는 키와 얼굴의 길이의 비율이 8:1인 사람을 말한다. 대표적으로 비너스 상이 8등신의 비율을 가졌다고 알려져 있다.
하지만 필자는 국내의 성형외과에서 많이들 사용하는 황금비율 마스크는 서양인을 기준으로 만들어 졌기에 한국인에게는 황금비율이라 할 수 없다고 생각한다. 따라서 한국인에게는 전체 얼굴에 대한 비율로 윤곽술을 시행하는 것이 바람직하다. 또한 일반적으로 얼굴의 세로 비율은 1:1:0.8이 가장 보기 좋다고 하며, 세로 비율은 5등분하여 수직비율을 본다.

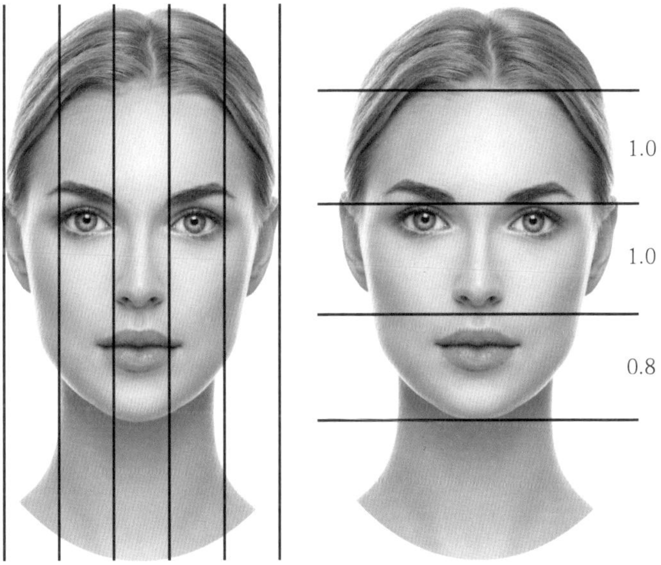

〈 fig 2-9. 수직비율과 수평비율 〉

얼굴비대칭

나이가 들면서 얼굴의 비대칭이 심해진다는 연구 결과가 있다. 미국 매사추세츠주 마운트어번병원의 헬레나 테일러 박사의 연구에 의하면 얼굴을 상, 중, 하 세 부분으로 나눠 연령대별로 비대칭 정도를 살펴 본 결과 모든 연령대를 통틀어 비대칭 정도는 0.4~1.3mm 사이로 측정됐다. 또한 나이와 얼굴 비대칭 사이에 중요한 상관관계가 있으며 10년마다 0.06mm씩 비대칭 정도가 증가했다고 밝혔다. 비대칭은 얼굴 세 부분 모두에서 약간씩 증가했으며. 특히 아래쪽 두 부분(눈썹~코, 코~턱)의 비대칭 정도가 그 윗부분보다 더 크게 나타났다고 하였다. 인간에게 완벽한 대칭을 이루는 얼굴이란 매우 찾아보기 어렵다. 그 이유는 얼굴은 머리뼈와 얼굴뼈로 이루어져 있으며 이를 구성하는 뼈의 조각들은 눈에 보이지 않지만 미세하게 움직임을 가지고 있기 때문이다.

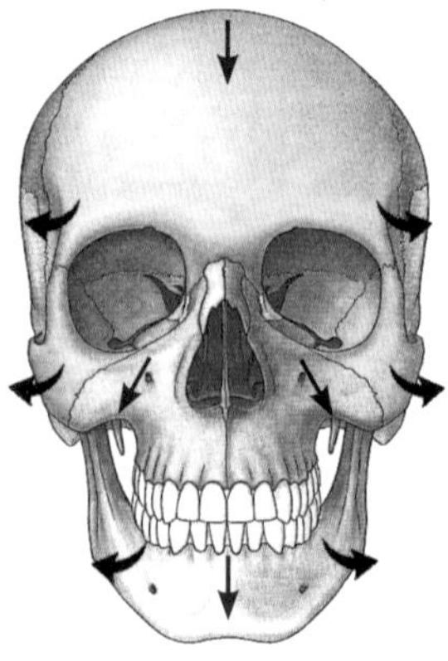

〈 fig 2-10. 얼굴뼈들의 움직임 〉

정골의학의 이론에 의하면 좌, 우의 측두골이 규칙적인 리듬을 가지고 있고, 좌, 우가 대칭적인 움직임을 갖지 못하면 시간에 따라 얼굴의 비대칭이 나타난다고 한다. 위턱뼈는 입천장을 이루고 있는 얼굴뼈이다. 중심에서 서로 맞물려 일명 풀무질과 같은 펌프작용을 하는 뼈이다. 이빨을 교정한다음 교정기를 꼭 해야하는 이유는 이와같은 위턱뼈의 움직임 때문에 교정기로 고정하지 않으면 치아가 안으로 휘던지 외측으로 틀어지기 때문이다. 위턱뼈의 움직임이 좌우가 같은 크기로 움직이지 않으면 얼글은 비대칭이 생긴다.

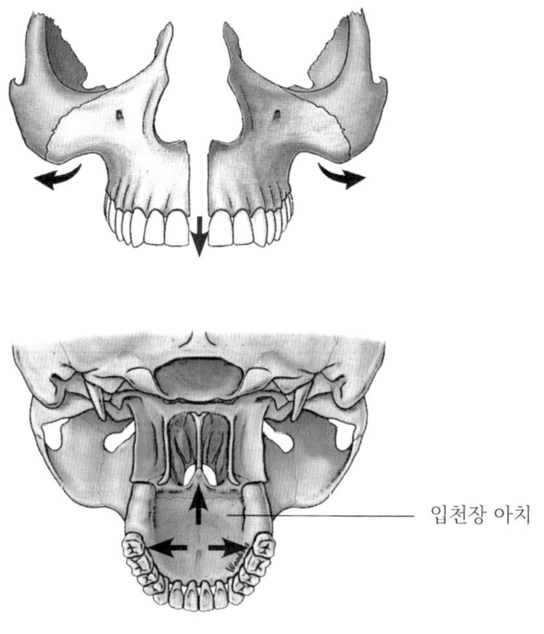

〈 fig 2-11. 위턱뼈의 움직임 〉

첫인상은 3초안에 결정된다

인간은 눈으로 얻어진 정보가 뇌로 전달되어 첫인상을 파악한다. 첫인상을 결정하는 첫 번째 요인은 얼굴표정, 두 번째는 외모호감도, 세 번째는 옷차림, 네 번째는 사용하는 말투라고 한다. 프린스턴대학 심리학과교수의 연구에 의하면 0.1초안에 상대방의 첫인상이 결정 난다고 하며 찰나의 순간 파악되어 형성된 첫인상이 쉽게 바뀌지 않는다는 것이다. 미국 성형의학회에서는 눈썹이 첫인상에 큰 영향을 미친다고 한다. 또한 우리나라에서는 초등학생에게 사진을 보여주고 실험한 결과 얼굴표정이 첫인상에 큰 영향을 미친다고 하였고, 미국의 한 대학교 심리학과 교수의 실험에 의하면 옷차림이 영향을 미친다고도 하였다. 게다가 대부분의 사람들은 이목구비가 예쁜 형태미인보다 표정미인에게 보다 더 호감을 느낀다고 한다.

즉, 첫인상은 얼굴의 표정보다 형태학적인 부분이 먼저 눈을 통해 뇌에 인식되는 것이다.

얼굴의 윤곽형태는 오른쪽 뇌의 작용이 더 크다. 얼굴이 눈에 들어와 뇌에 인식되기 전에 뒤통수에 있는 1차 시각령에 도착한다음 얼굴윤곽의 입체 색깔, 표정등을 파악하여 뇌 속에서 자기가 기억된 얼굴을 만들어 첫인상을 만든다. 상대의 오른쪽 얼굴은 나의 왼쪽, 그리고 상대의 왼쪽 얼굴은 나의 오른쪽에 입력되는데 전문적인 얼굴을 파악하는 직업이 아닌 일반적인 사람들은 대부분 한쪽 정보만 파악하여 기억한다고 한다. 우시형보다는 좌시형이 비율적으로 많다고 한다. 뇌에 들어온 정보는 뇌가 알아서 정리하여 보관하고 있기 때문에 쉽게 바꾸지 않는 특성이 있다.

인간의 뇌는 처음에 형성된 정보가 기억하기 때문에 두 번째 만날때는 다시 정보를 처음부터 행하는 것이 아니고 중간을 생략하고 최종적으로 남겨진 정보로 해석하기 때문에 첫인상이 쉽게 바뀌지 않는 것이다. 우리가 비대칭인 얼굴을 개선하여야 하는 이유는 좌시형을 만날 수도 있고, 우시형을 만날수도 있으며, 그에 따라 나에 대한 첫인상은 달라지기 때문이다. 한번 들어온 정보는 쉽게 바뀌지 않는 뇌의 특성상 얼굴의 좌우가 불균형인 사람은 면접이나 중요한 사람과의 만남에서 이유없이 손해를 볼 수 있다는 것을 알아야 한다. 인간의 뇌의 편도체는 새로운 정보가 들어올 때 과거의 경험이 좋았으면 쾌감을 느끼고 과거의 경험이 나쁘면 불쾌감이 생긴다고 한다. 실제로 취업전문포털 잡코리아의 조사에서 기업 인사담당자의 70%는 지원자의 첫인상을 보고 면접에서 감점처리 한 적이 있다고 밝혔다.

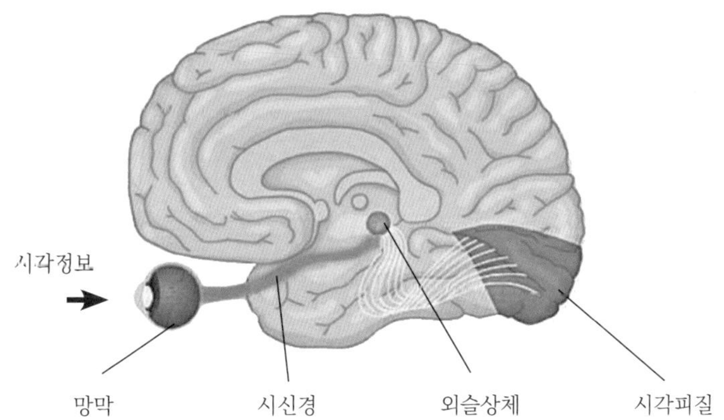

〈 fig 2-12. 시각정보와 시각피질 〉

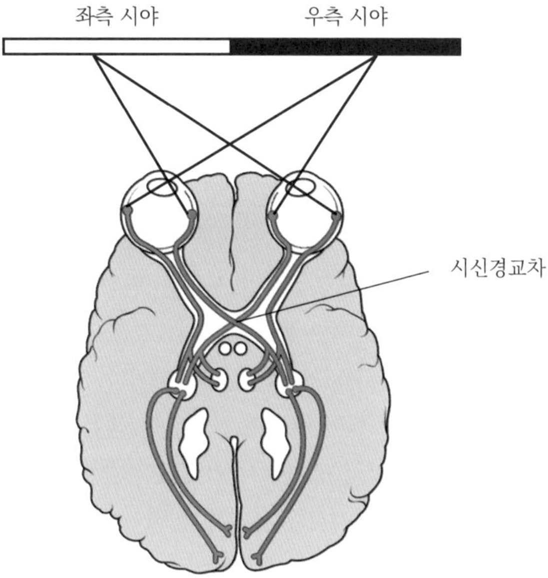

〈 fig 2-13. 시신경 교차 〉

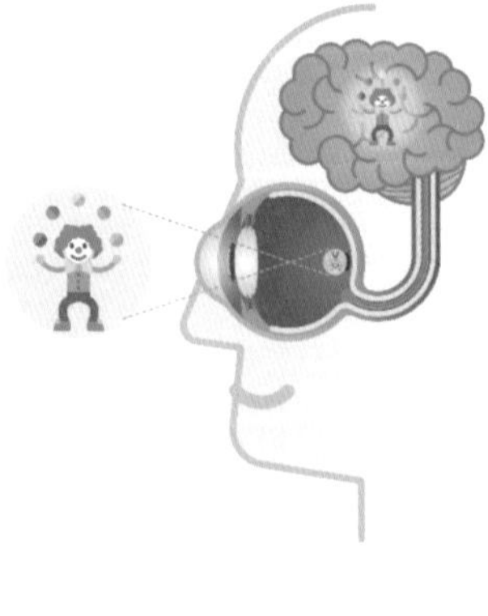

〈 fig 2-14. 시각 정보 전달 과정 〉

얼굴 윤곽술

얼굴형

얼굴은 퍼즐처럼 조각조각으로 이루어진 뼈로 구성되어 있다. 얼굴 안에는 뇌를 싸고 있는 뇌척수막이 안쪽을 지탱하고 있으며, 얼굴은 물론 척추관으로 연결되어 꼬리뼈에 가서 고정된다. 얼굴의 해부학적 구조가 말해주는 것은 얼굴에 인체 전반적인 정보가 노출된다고 할 수 있다. 오장육부의 문제나 근골격계적인 문제들이 뒤엉겨 퍼즐조각으로 이루어진 얼굴뼈가 변형이 오기 때문이다. 이러한 얼굴뼈의 특징적인 구조로 인하여 얼굴 윤곽술은 몸을 잘 이해하여만이 제대로 된 윤곽술을 할 수 있다. 현대의학에서의 관점의 성형은 모두 얼굴에서 모든 시술법이 이루어지고 있으나, 수기를 이용하는 얼굴윤곽술은 몸을 이해하고 이에 따른 윤곽술을 시행한다.

수기로 하는 윤곽술의 경우 엉치뼈와 골반뼈가 주요한 얼굴윤곽술의 지표로 사용되고 있다. 그 이유는 얼굴뼈와 머리뼈가 그림과 같이 두 개의 관으로 골반과 연결되어 있어 얼굴의 변화가 이 두 개의 관의 기능에 따라 변화 될 수 있다는 이론을 바탕으로 하기 때문이다.

얼굴은 머리뼈와 얼굴뼈로 구성되어 있으며 머리뼈는 6종 8개의 머리뼈와, 얼굴뼈는 9종 15개의 얼굴뼈로 이루어진다. 머리부와 얼굴부의 뼈를 모두 합하면 15종 23개의 뼈로 이루어지고, 이 뼈들은 각기 봉합이라는 특수한 관절 형태를 이룬다. 기존의 의학에서는 머리의 봉합들이 움직이지 않는 하나의 뼈형태인 부동봉합으로 이해하였으나, 실제로는 각기 봉합면에서 움직임을 갖고 있으며 여러 가지 구조적 제한으로 인하여 봉합의 리듬에 제한을 받게 되며 이로인해 얼굴틀은 변한다.

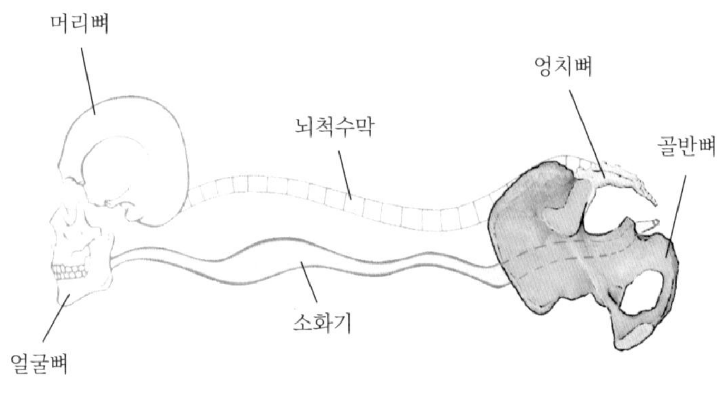

〈 fig 2-15. 머리와 골반의 연결구조 〉

 머리뼈의 봉합은 각기 고유한 움직임에 따라 규칙성을 가졌고, 이 리듬은 얼굴뼈에 전달된다. 좌, 우 광대뼈가 한쪽이 더 튀어나오거나, 눈의 좌, 우 밸런스가 틀어지게 되거나, 입의 좌,우가 불균형을 이룬다든지, 하각이 변하는 다양한 패턴으로 얼굴형태의 변화가 나타난다. 뇌척수막으로 연결된 머리뼈와 골반은 서로 상호보완적인 기능을 한다. 얼굴 윤곽술에서 가장 중요한 것은 머리뼈 중심에 있는 나비뼈이다.인체 전체의 중심을 잡아주는 뼈이며 나비뼈의 움직임에 따라 얼굴뼈 형태가 달라 질 수 있다. 인체는 척추를 중심으로 위로 뒤통수와 아래로 천골까지 하나의 고정된 수직적 축이 있다. 뒤통수뼈 부분은 척추와 연결되어 양쪽 골반의 움직임에 꼭지점으로 작용하고, 골반의 엉치뼈는 양쪽 어깨의 움직임에 고정점으로 작용한다.

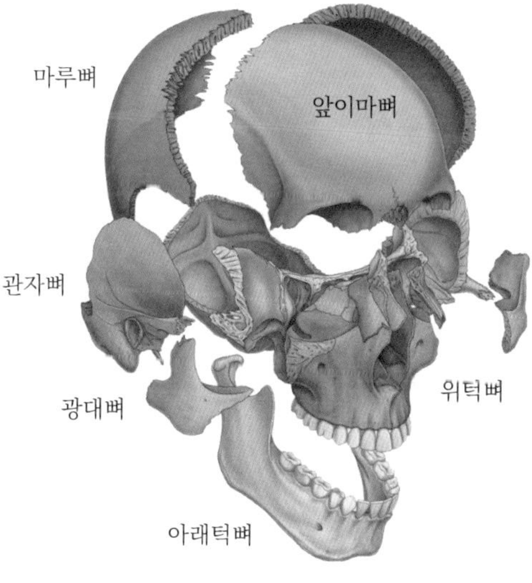

〈 fig 2-16. 머리뼈의 구조 〉

인간의 보행은 좌, 우가 교차되어 움직이기 때문에 위쪽 꼭지점이 고정되어 있어야 안정된 움직임을 가진다. 따라서 견갑대를 기준으로 아래쪽 꼭지점도 골반의 엉치뼈에 고정되어 있어야 인체의 무게중심에 맞는 안정된 구조를 가지게 된다. 견갑대와 골반대의 중심에 있는 것은 척추이다. 위, 아래의 꼭지점에 의한 안정성으로 인해 척추의 각 분절들이 움직임을 통해 약간씩 틀어져도 크게 불편함을 느끼지 못하고 살게 된다. 인체의 등은 견갑대와 골반대의 양 삼각형의 중심부분에 유연성 축이 있다. 유연성 축이 기능하도록 만드는 대표적 근육이 등세모근과 넓은등근이다. 유연성 축인 흉추 7번에서 12번 부위는 등세모근과 넓은등근이 교차되어 있으며, 결국 어깨가 틀어지거나 골반이 틀어져서 위, 아래의 꼭지점에서부터의 균형이 흐트러지면 호흡균형이 깨지면서 얼굴의 윤곽에 변화가 온다. 얼굴의 중심인 코는 좌, 우의 위턱뼈가 만나서 형성되었기 때문에 코와 관련된 척추가 바로 서야 얼굴의 윤곽을 균형있게 만들 수 있다.

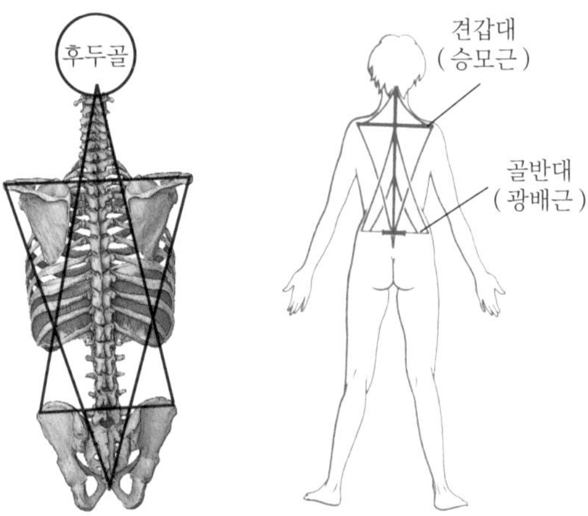

〈 fig 2-17. 견갑대와 골반대 〉

윤곽술은 개인의 구조적 문제점을 개선 시켜서 얼굴도 좋아지고, 신체 내부의 균형적인 문제도 맞춰주는 것이 성형의 본질적 의미라 할 수 있겠다.

얼굴윤곽술을 하기위해서는 얼굴에 대한 평가가 이루어져야 올바른 윤곽술이 가능하며 지속적인 효과를 가져올 수 있다.

얼굴은 크게 이마구역, 눈구역, 코구역, 입술구역, 뺨구역으로 분류하여 평가한다.

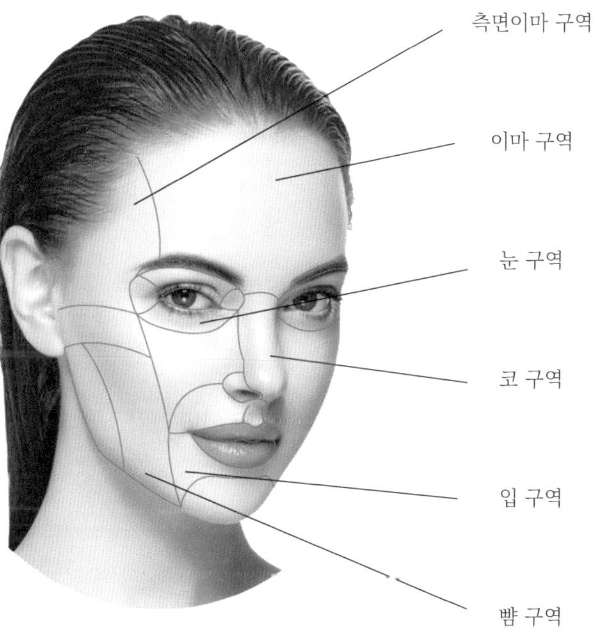

〈 fig 2-18. 얼굴 구역 〉

이마윤곽술

관상학에서는 마치 간을 엎어 놓은 것처럼 두툼하게 생긴 이마를 좋은 이마로 여긴다. 이마는 정신이 모이는 곳이라 여기기 때문이다. 이마가 들어간다거나 흠이 있고 움푹 꺼져 있는 것은 보기에도 좋지 않아 보이지만, 이마뼈와 나비뼈, 마루뼈사이의 움직임이 제한되어 꺼지는 것이다. 이 경우 어깨에 있는 어깨세모근과 위팔 두갈래근을 마사지하면 꺼진 이마가 간을 엎어 놓은 것처럼 살아나게 된다. 이마는 뒤통수뼈와 앞, 뒤로 한쌍처럼 움직이는 곳이다. 따라서 뒤통수뼈를 이마의 윤곽술에서 가장 중요하게 살펴봐야 한다. 이마는 앞부분, 측면 이마 부분, 눈썹 위 구역으로 나뉘어 평가한다.

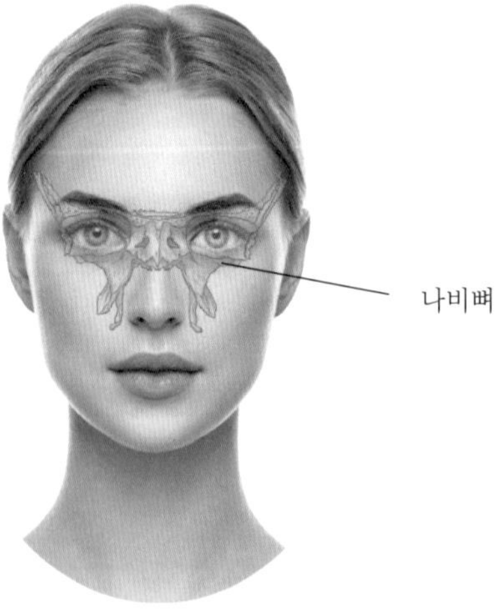

〈 fig 2-19. 얼굴 중심에 있는 나비뼈 〉

이마가 불규칙한 현상들은 두개골 부분에서의 문제로 본다. 뒤통수뼈와 나비뼈의 연골 접합부에서 틈이 벌어져있으면 벌어진 쪽 이마부분이 튀어나온다. 인간을 눕혀놓고 위에서 내려다보면 한쪽 이마가 다른쪽과 차이가 나는 것을 볼 수 있는데 이는 머리뼈 중심부인 나비뼈가 틀어져서 나타나는 현상이다. 왼쪽 앞부분구역 이마가 튀어 나오면 나비뼈가 왼쪽으로 구부러져 틀어진 것이고, 오른쪽 앞부분구역 이마가 튀어 나오면 오른쪽 으로 나비뼈가 구부러져 틀어진 것이다.

나비뼈는 얼굴의 중심에서 균형을 지탱하는 뼈이기 때문에 틀어진 것을 그냥 놔둔채 의학적 시술을 할 경우 시간이 갈수록 얼굴의 비대칭이 점점 심해질 수 있다.

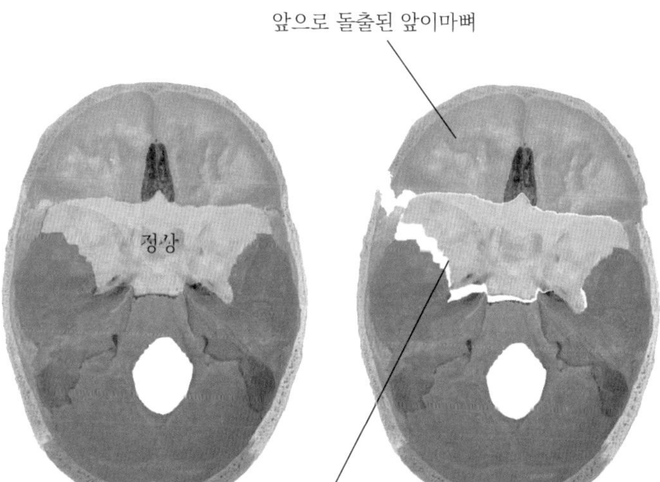

〈 fig 2-20. 나비뼈로 인해 틀어진 앞 이마뼈 〉

일반적으로 나이가 들 수록 측면이마부분이 꺼지는 경우가 많이 나타난다. 측면이마부분은 얼굴의 중심뼈인 나비뼈가 유일하게 밖에서 만져지는 부위이다. 측면이마가 꺼지는 경우에는 나비뼈와 뒷통수뼈가 수평으로 이동하여 틀어진 것이다. 연령별 증상을 보았을 때 나이가 어린데도 측면이마가 꺼져 있다면 머리뼈의 수평이동으로 인한 것이고, 나이가 들어서 측면이마가 꺼진 사람들은 측두자체의 제한으로 인한 경우이다. 따라서 해당 부분에 윤곽술을 시행할 때 정확한 원인에 대한 정확한 진단이 먼저 이루어져야 한다.

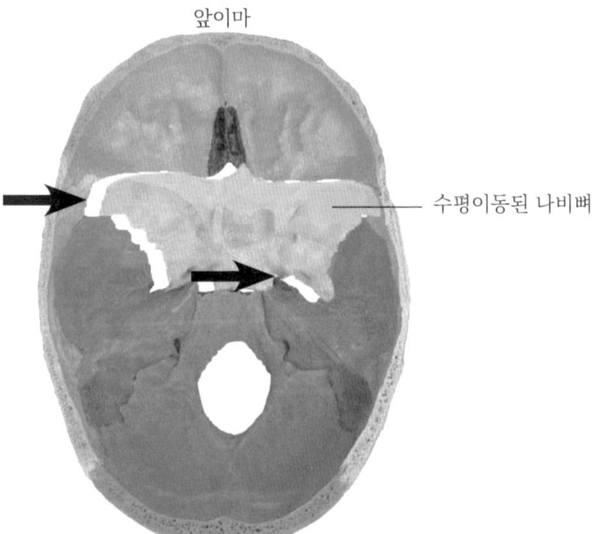

〈 fig 2-21. 나비뼈로 인해 꺼진 측면 이마 〉

나비뼈와 뒤통수뼈 접합부에서 머리뼈의 움직임은 앞, 뒤의 움직임과 수평면에서 좌, 우의 움직임, 그리고 수직면에서의 위, 아래 움직임이 있다. 이로 인해 이마가 위로 튀어나오는 짱구형 이마나, 각이 없이 뒤로 기울어지는 이마가 만들어지는 것이다. 나비뼈는 특히 소화기를 매달고 운동하기 때문에 나비뼈의 변형은 얼굴의 비대칭 뿐 아니라 소화기에서의 건강에도 지대한 영향을 미칠 수 있다.

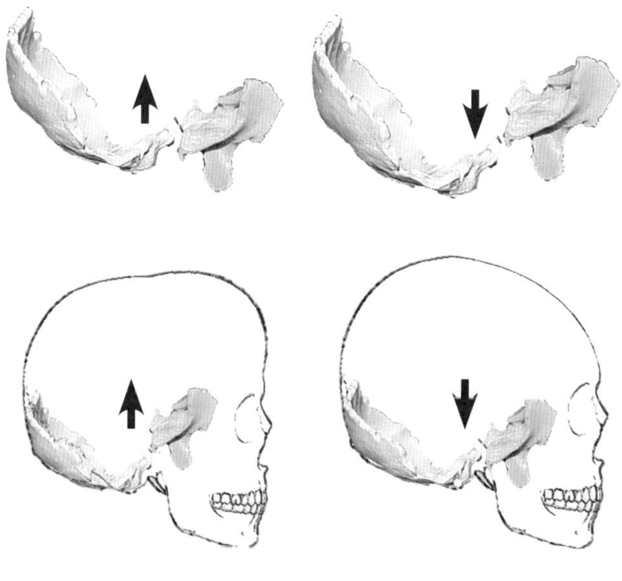

〈 fig 2-22. 나비뼈로 인해 꺼진 측면 이마 〉

이마주름

이마주름은 머리두피와 관련이 깊다. 두피는 해부학적으로 머리뼈에 고정되지 않기 때문에 머리덮개널힘줄이 여러 가지 이유로 제한되면 다른 사람보다 쉽게 주름을 형성하게 된다. 이마주름을 만드는 원인으로 앞이마근을 말하지만 사실 앞이마근의 구조를 보면 앞이마근이 이마뼈에 고정되지 않고, 두피의 구조안에 있음을 볼수 있다.

이마의 주름은 눈을 위로 치켜 떳을 때 만든다. 눈둘레근과 앞이마근이 연결되어 머리두피를 거쳐 등으로 연결되는 구조이다. 필자가 생각하기에 서양사람들이 동양사람보다 훨씬 이마주름이 깊게 파이고 일찍 생기는 이유가, 서양인들은 허리가 전만이 심하여 두피의 긴장도가 훨씬 높기 때문이다.

임상적으로는 앞이마의 주름은 뒤통수를 개선한 후 두피를 자극하면 좋은 효과를 기대 할수 있다.

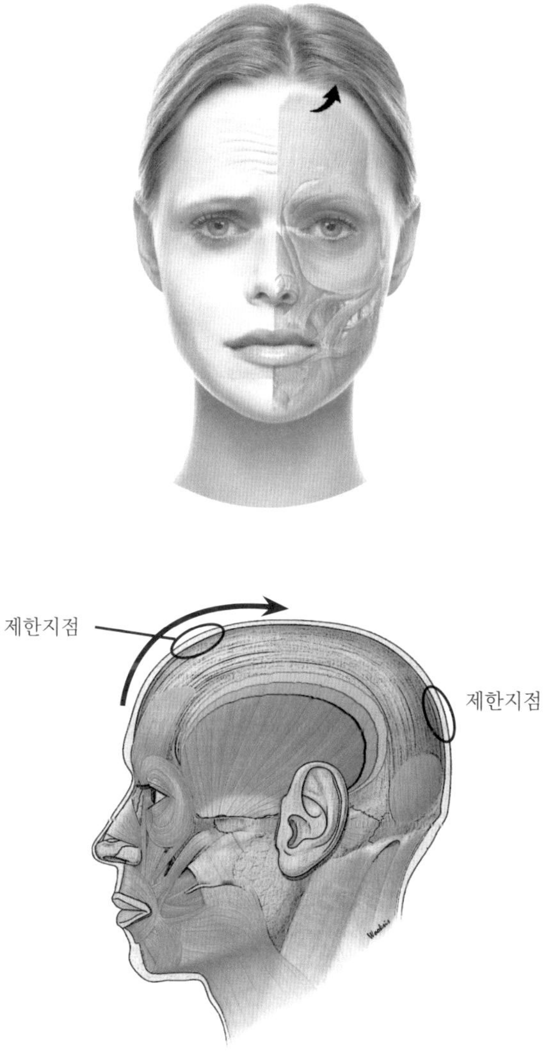

〈 fig 2-23. 이마 수름 제한 지점 〉

미간주름

앞서 말한 이마주름과 같이 미간주름 또한 두피와 관련이 깊다. 미간주름을 만드는 근육은 눈썹주름근이라는 근육이다. 이 근육은 작지만 특이하게 부착되어 있다. 눈썹주름근은 앞이마근 밑 바닥면에 시작점이 있고, 눈썹머리쪽의 뼈에 부착되는 지점이 정지점이 된다. 따라서 앞 이마근의 운동성 여하에 따라 양 눈썹사이에 세로주름이 형성되는데, 이는 모든 근육은 정지점에서 시작점으로 움직이기 때문에 앞이마근의 영향이 크게 작용한다. 아래에 부착된 눈썹주름근은 앞이마근과 연결 되어 있는 두피의 제한된 지점에 따라 세로 주름이 발생하는 것이다. 따라서 관리할 때 고객 이마의 세로주름이 생긴 사람들의 머리선을 따라가다 보면 제한점을 발견할 수 있다.

두피의 제한 지점은 M자 머리선을 좇아 촉진하면 제한된 지점을 알 수 있다. 특히, 이 부위는 앞 이마뼈와 마루뼈가 만나는 지점에서 제한되는 지점이 형성된다. 두피는 머리뼈 어느 곳에도 고정되지않기 때문에 두피의 재한지점들은 얼굴 윤곽술시 제일 먼저 살펴봐야 한다.

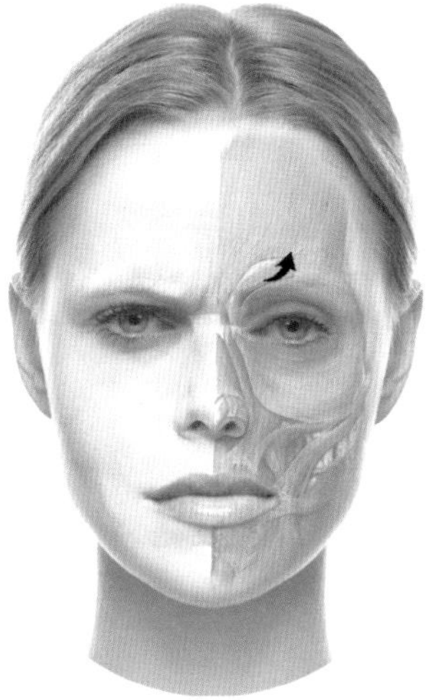

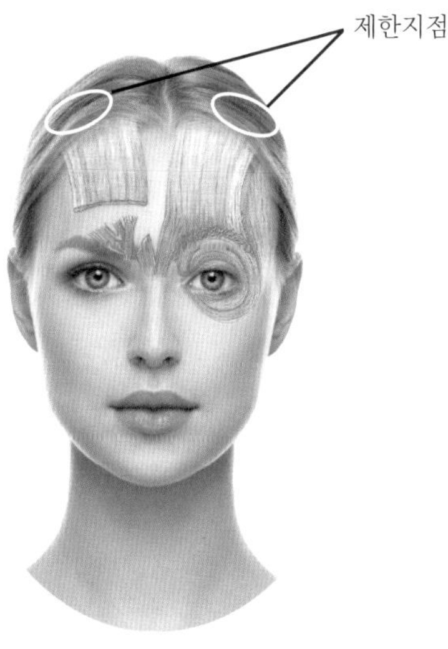

〈 fig 2-24. 세로주름 제한 지점 〉

미간주름 중 가로주름을 만드는 근육은 눈살근이다. 이 근육은 앞이마근의 아래에 부착되어 두피가 움직일 때 앞이마근을 잡아주는 근육이다. 눈살근이 약해지면 앞이마근을 들어올리지 못해 근육이 아래로 처지고, 이에 따라 미간에 가로주름이 발생한다. 또한, 눈살근의 원인 이 외에 앞이마뼈 안쪽에 위치한 벌집뼈의 제한으로도 발생할 수 있다. 두피제한이 원인일 경우, 관리를 통해서 개선 될 수 있지만, 벌집뼈의 제한으로 인해 발생한 가로주름의 경우 뼈를 교정해야만 개선이 가능하다. 벌집뼈의 제한으로 오는 가로주름은 깊게 패인 주름을 만들고 코뿌리점이 꺼진 경우가 많다.

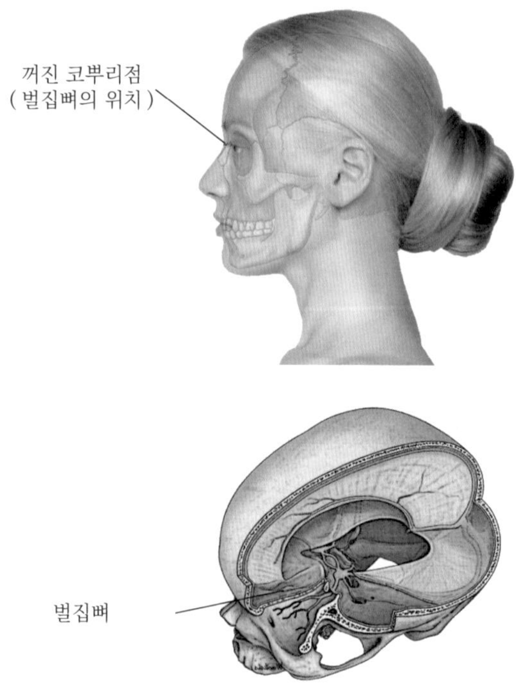

〈 fig 2-25. 벌집뼈가 원인인 가로주름 〉

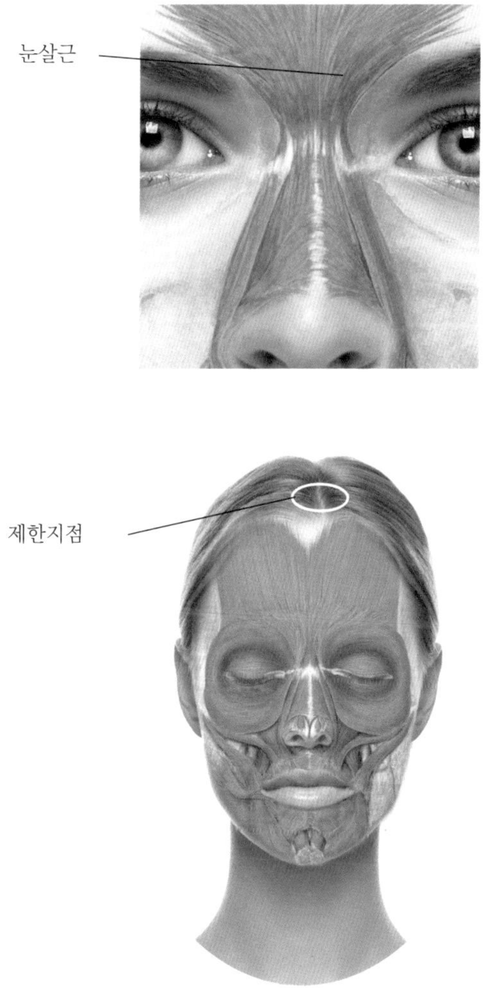

〈 fig 2-26. 가로주름을 만드는 눈살근 〉

눈윤곽술

눈은 관상에서 50%를 차지할 만큼 중요한 기관이다. 예로부터 눈은 중요한 기관이었고, 그 의미 중 눈은 지혜가 담긴 저장고와 같다고 하였다. 따라서 눈을 가리켜 지혜의 문이라고도 한다.

얼굴의 다른 부위와 달리 눈의 윤곽술은 의미가 다르다. 눈의 윤곽술은 쌍꺼풀과 같이 외과적 시술을 말하는 것이 아니라 눈가처짐이나 눈두덩처짐에 관한 것이다. 눈 윤곽술은 눈의 구조를 정확히 알고 있어야만 가능하다. 특히, 눈을 이루는 골격은 앞이마뼈, 위턱뼈, 광대뼈로 주변을 감싸고 있기 때문에 효과적인 눈 윤곽술을 위해서는 얼굴뼈에 대한 구조적인 이해가 필요하다.

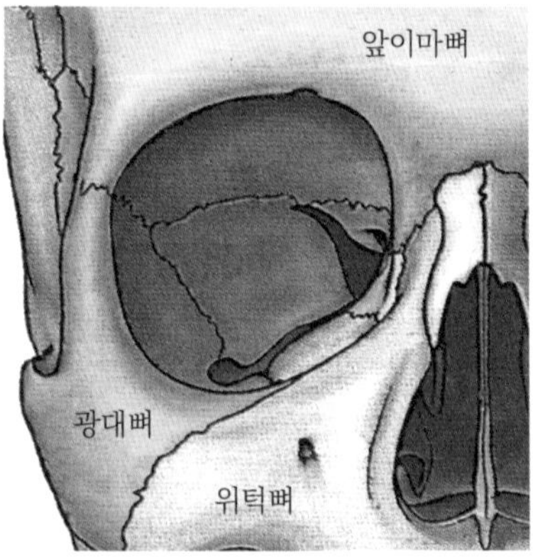

〈 fig 2-27. 눈확을 이루는 얼굴뼈 〉

눈아래지방주머니

눈 아래에 지방이 끼어 불룩해지는 경우는 노화에서 비롯되지만 젊은 사람에게도 눈밑이 볼록해지는 경우도 있다. 눈밑지방주머니는 눈둘레근 아래의 막이 느슨해지면서 지방이 쌓여 발생한다. 눈지방이 생기는 눈아래 부위는 위턱뼈가 위치하는 곳이다. 위턱뼈는 흉곽의 움직임과 깊은 연관성을 가지는 부위이다. 따라서 눈밑지방이 많이 있는 사람은 겨드랑이를 관찰해야 한다. 겨드랑이 근막의 운동은 위턱뼈 펌프질운동과 연관성이 있고, 흉곽 근막의 운동이 저하되면 겨드랑이 사이에 체액들이 고이기 쉬우며, 이 경우 눈아래도 고이는 경우가 많기 때문이다. 의학적 시술을 통해 지방을 재배치해도 또다시 고이게 되는데 이는 몸의 구조를 개선하지 않았기 때문이다.

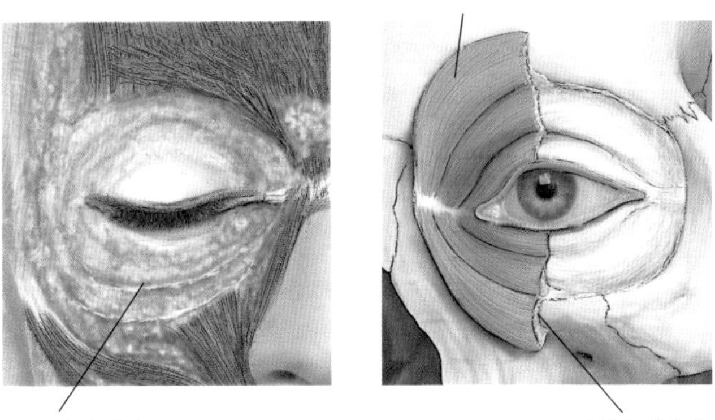

〈 fig 2-28. 눈둘레근 아래 구조 〉

눈두덩처짐

나이가 들면 눈꺼풀이 아래로 내려오면서 눈이 처지게 된다. 서양식 성형수술은 처진 부분을 절개하여 잘라내고, 봉합하는 방식으로 행해진다. 그러나 눈두덩이 처지는 원인은 두피에서부터 오기 때문에 단순히 절개 후 봉합만으로는 다시 눈두덩이 처지는 증상이 발생하게 된다. 따라서 눈두덩 처짐을 개선하기위해서는 두피에서 시작되는 근막에서부터 개선이 되어야 한다. 아래 그림에서와 같이 눈두덩은 앞이마뼈 눈확부위에 두피에서부터 내려오는 근막이 고정되어야 하는데 눈두덩이 처진 사람은 눈확부위의 골막이 떨어져 얼굴 아래쪽으로 처지게 된다. 보통 외안각은 내안각 보다 위에 있어야 하지만 이 경우 외안각이 내안각보다 아래에 위치하는경우가 많다. 이를 눈가처짐이라 한다.

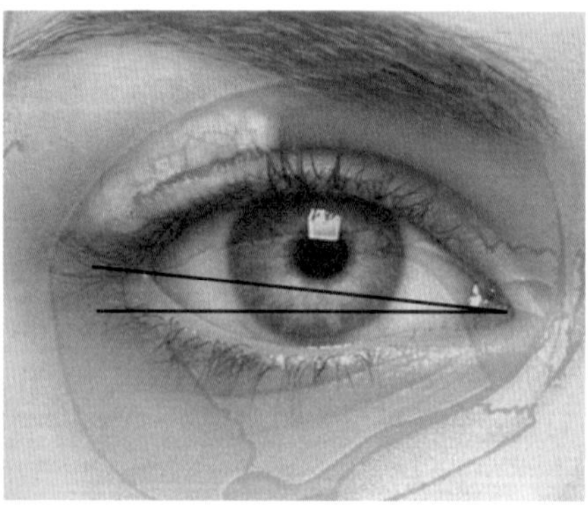

〈 fig 2-29. 내안각과 외안각의 수평비율 〉

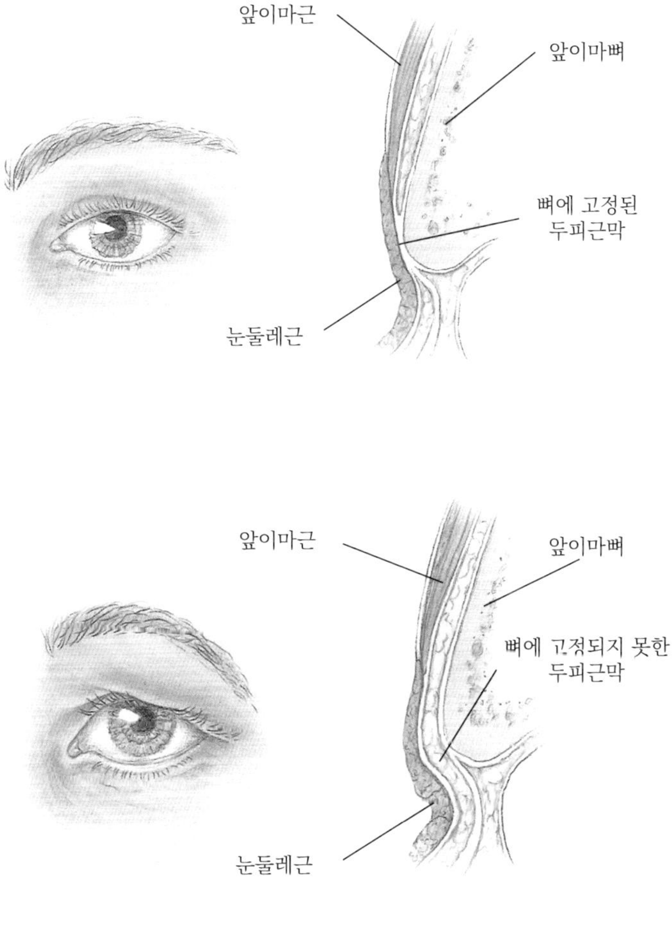

〈 fig 2-30. 눈두덩처짐 〉

코윤곽술

코는 얼굴 한가운데를 차지하고 있으며 유일하게 밖으로 돌출되어 있는 기관이다. 관상학에서는 코를 가리켜 마음의 바탕을 표시하는 곳이라고 정의하고 있다. 그 이유는 코의 위치가 상, 하, 좌, 우 중심에 있기 때문이다. 인체의 세로중심인 척추와 얼굴의 세로중심인 코가 서로 대응하고 있으며, 따라서 척추의 틀어짐은 코에 반영된다.

코의 구조를 살펴보면 코뼈가 차지하는 비율은 아주 적고, 위턱뼈가 가장 많은 비율을 차지한다. 또한 코의 주된 기능은 냄새를 맡는 것이다. 하지만 동양의학에서는 단순히 감각 수용기로써의 기능 뿐만 아니라 전신의 오장육부에 대응하는 반사구가 있어 망진법에 사용되고 있다. 동양의학적 인체 연구에 따르면 인체는 한쪽으로 치우치면 건강에 좋지 않다. 따라서 이를 해결하기 위해 안정적인 축이 있어야 한다. 인체에서 이 축을 이루는 대표적인 구조물은 척추이고, 머리와 골반을 연결하는 구조로 이루어져 있다. 머리와 골반을 연결하는 인체의 세로구조에 대한 반사구가 모두 코에 나와 있기에 망진법에 사용되는 것이다.

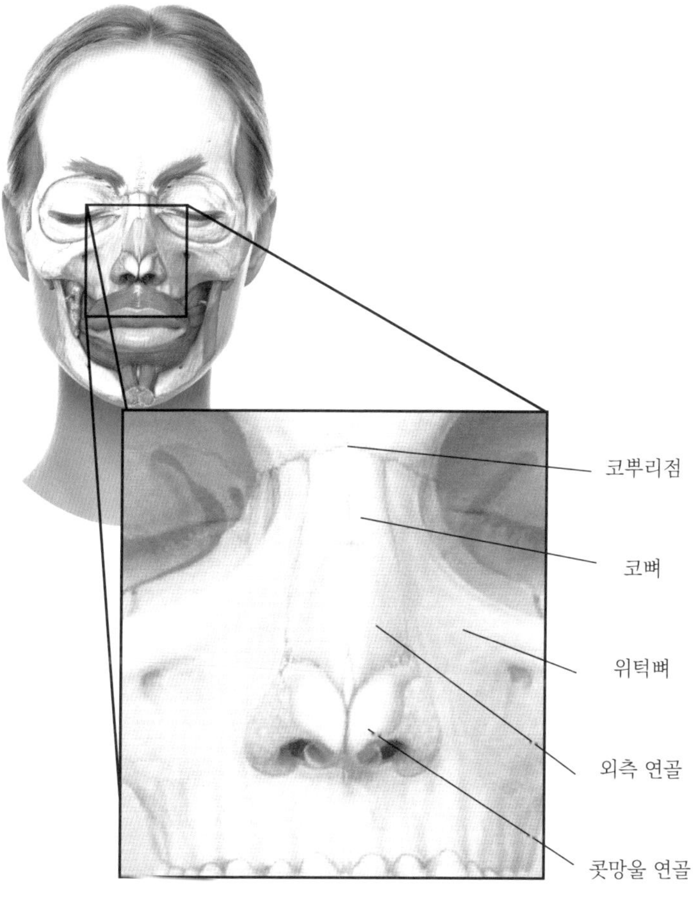

〈 fig 2-31. 코 부위별 명칭 〉

코뿌리살리기

코의 윤곽술은 코뿌리점부터 분석하여 시술하는 것이 중요하다. 경추가 틀어진 사람은 코뿌리점이 틀어지기 때문에 경추부터 바로 잡아 코의 윤곽술을 시행하는 것을 기반으로 한다. 산근이라 말하는 코뿌리점은 코의 뿌리이다. 코뿌리점은 앞이마뼈에 위턱뼈와 코뼈가 끼어 있으며 안쪽에는 앞이마뼈에 벌집뼈가 끼어 있는 구조이다. 앞이마뼈와 벌집뼈가 끼어 있는 부위가 제한되어 있으면 코뿌리점이 꺼지게 되고 앞이마뼈에 붙어있는 위턱뼈나 코뼈가 제한되면 코의 중간이 돌출되거나 콧등에 굴곡이 진다. 그리고, 코의 중간이 돌출되는 것은 횡격막이 제한 되어 있다는 뜻이다.

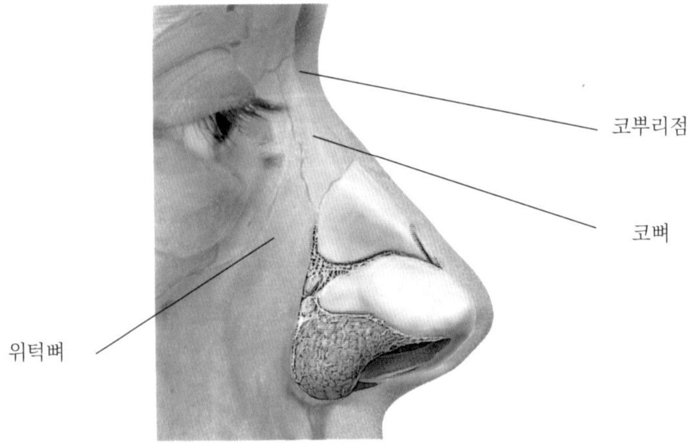

〈 fig 2-32. 코뿌리점 〉

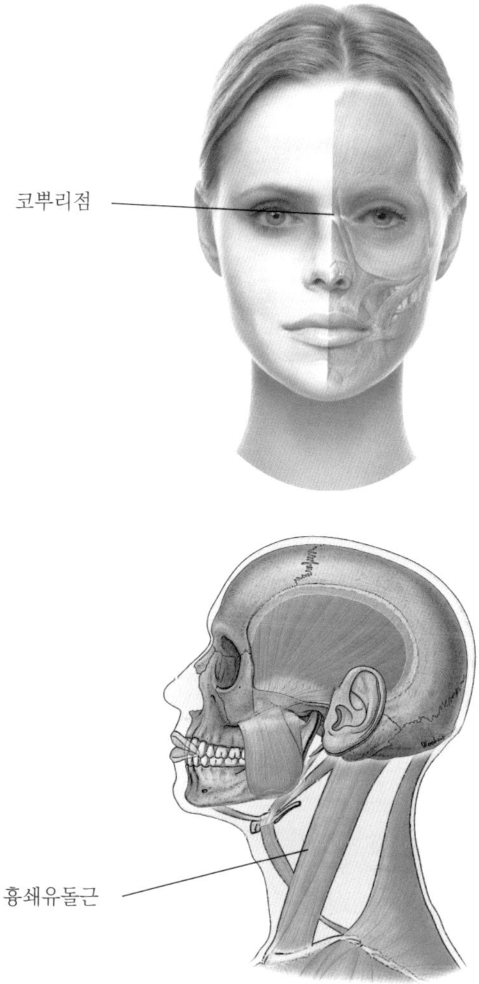

〈 fig 2-33. 코뿌리점 연관근육 〉

코사면살리기

코의 윤곽술을 제대로 시술하기 위해서는 코를 중심으로 만나는 얼굴의 각 부분에 대한 해부학적 구조를 이해하여 시술하여야 한다. 얼굴은 하나의 뼈로 이루어진 것이 아니고, 각기 다른 기능들을 지니고 있다는 것을 관리사들은 이해하고 있어야 한다.

코의 사면은 위턱뼈의 움직임과 관계되는 곳이다. 얼굴에는 인체의 각 부분에 대한 반사구가 되는 지점들이 있다. 이 지점들은 모두 인체의 움직이과 깊은 연관을 가지고 있기 때문에 몸을 개선해야 얼굴이 개선되는 것이다. 예를들어 코의 사면은 기립근의 반사구로써 코의 사면이 옆으로 퍼져 있다면, 등의 기림근도 옆으로 퍼져 있는 경우가 많다.

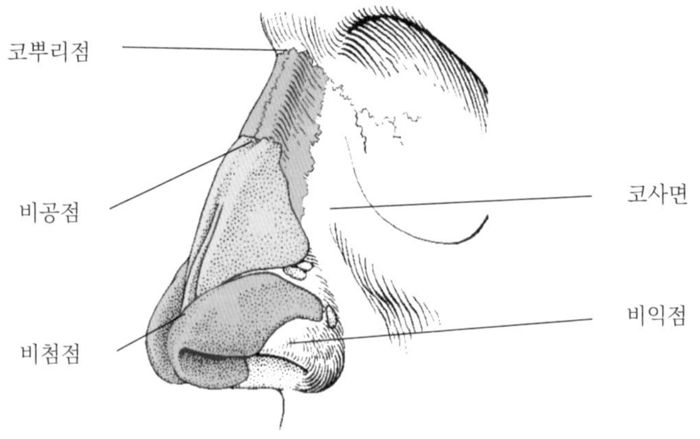

〈 fig 2-34. 코 부위별 명칭 〉

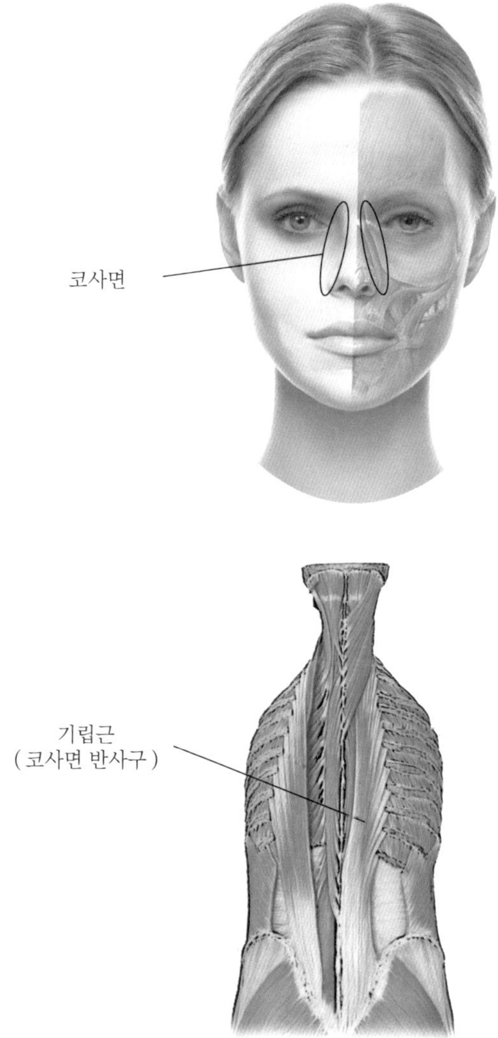

〈 fig 2-35. 코사면 연관 근육 〉

콧망울이 다르거나 모양이 답답한 경우

관상에서 재물의 창고로 여기는 콧망울은 얼굴에서 골반의 형태를 알 수 있는 좋은 지표가 된다. 콧방울의 구멍 크기가 다른 사람들을 흔하게 관찰 할 수 있는데, 콧구멍은 직접적으로 호흡을 하는 곳이기 때문에 몸의 변화가 잘 드러나는 곳이다. 호흡 시 횡격막이 아래로 내려갈 때 골반입구가 벌어지게 된다. 그러나 골반이 좌우가 다르게 벌어지면 점점 콧망울이 좌우가 다르게 변한다. 만약 비대칭 콧망울에 대한 교정수술 받는 경우에는 반드시 본인의 골반을 먼저 살핀 다음 결정해야 한다.

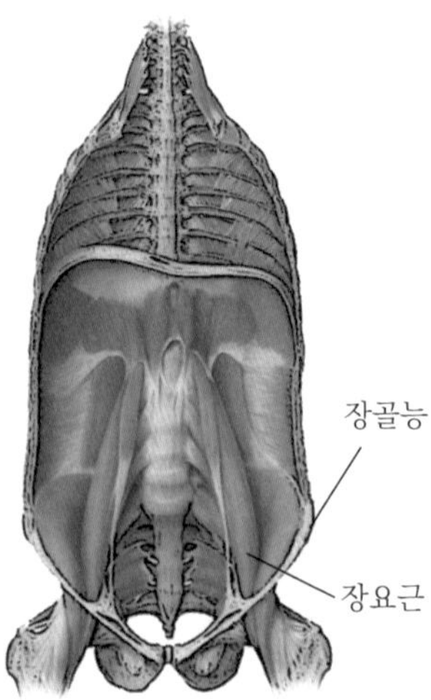

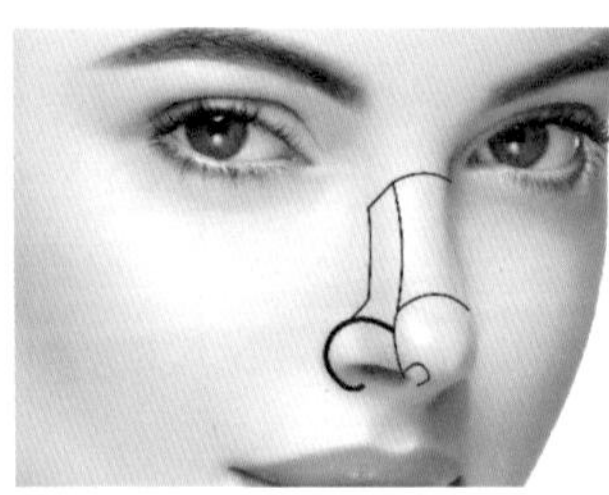

〈 fig 2-36. 콧망울 연관근육 〉

광대윤곽술

흉강은 열두쌍의 늑골과 한 개의 흉골로 구성되는데 열두쌍의 늑골와 흉골 사이에는 연골결합이 있고, 이로 인해 두 뼈가 서로 연결되어 숨을 쉴 때마다 움직이고 있다. 숨을 들이 쉬게 되면 갈비뼈와 갈비뼈 사이가 벌어져 흉강 안의 공간이 확장된다. 여성의 경우 흉곽의 전, 후면이 증가하여 상부흉곽에서 최대변화가 나타난다. 나이가 들수록 흉추가 앞으로 구부러지는 것이 심해지고, 상부에 있는 늑골과 늑골 사이가 점점 좁아져 폐 윗부분의 공기량이 감소하고, 호흡이 하부 흉곽과 복부에서 일어나게 된다. 이에 따라 폐도 쪼그라지며 얼굴도 쪼그라지게 되는 것이다.

광대윤곽술에서 가장 중요한 것은 흉곽의 움직임이다. 광대뼈는 위턱뼈와 관자뼈 사이에 끼어 있고, 이 두 뼈의 움직임은 광대뼈의 모양을 만드는데 중요한 역할을 한다.

광대윤곽술을 고객에게 시술할 경우 윤곽술의 효과를 극대화 하기 위하여 관리사는 고객의 흉곽 상태를 반드시 체크해야 한다. 흉곽을 이루는 늑골의 위, 아래 움직임도 중요하며, 늑연골과 늑골, 늑연골과 흉골의 움직임이 모두 광대뼈에 영향을 주는 인자이기 때문이다.

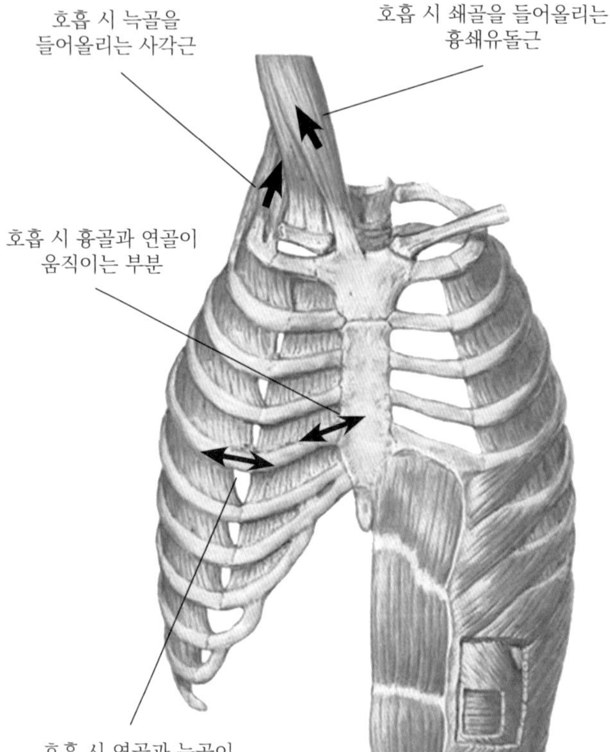
호흡 시 늑골을
들어올리는 사각근
호흡 시 쇄골을 들어올리는
흉쇄유돌근
호흡 시 흉골과 연골이
움직이는 부분
호흡 시 연골과 늑골이
움직이는 부분

〈 fig 2-37. 호흡작용 〉

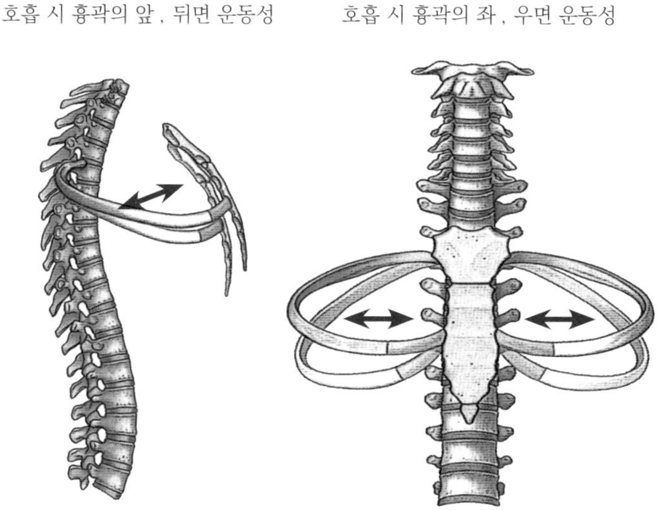

〈 fig 2-38. 호흡에 따른 흉곽의 움직임 〉

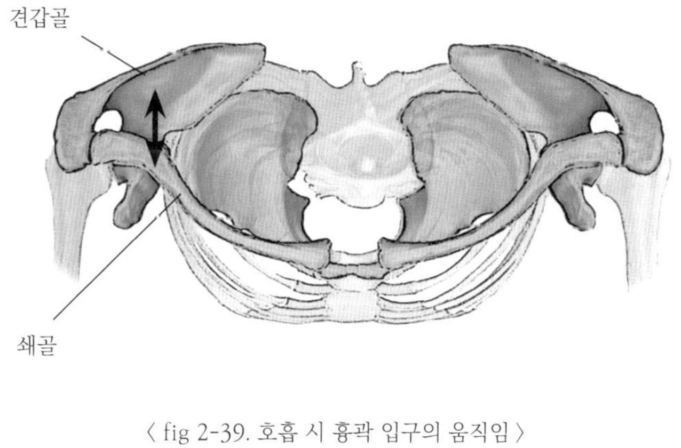

〈 fig 2-39. 호흡 시 흉곽 입구의 움직임 〉

광대돌출

광대뼈는 흉곽의 반사구로써 12개 늑골의 움직임이 광배뼈에 반영되어 변화를 가져온다. 흉곽에 날개 역할을 하는 견갑골이 붙어 있기 때문에 견갑골이 틀어지면 광대뼈의 좌, 우 비대칭이 발생한다. 즉, 견갑골의 위치 변화에 따라 광대뼈에 변화가 나타나는데 견갑골은 전거근이라는 근육을 이용해 흉곽에 매달려 있는 꼴로 되어 있다.

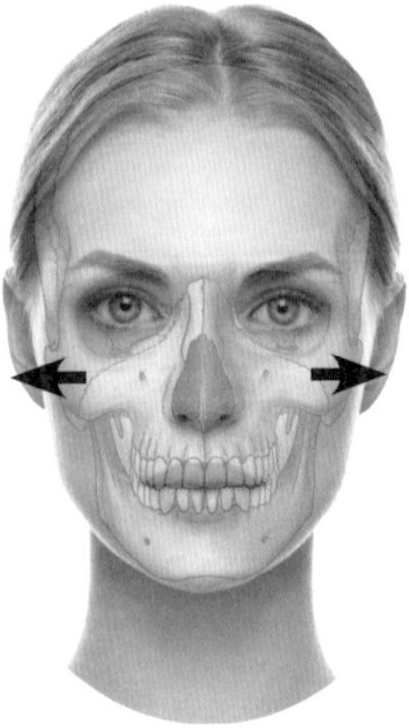

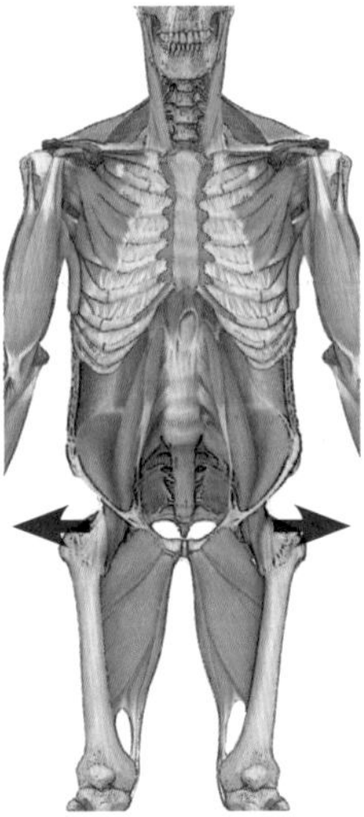

〈 fig 2-40. 광대 옆면 돌출 〉

 광대뼈 윤곽술 시행 시 견갑골은 중요한 부위이다. 광대뼈는 앞면으로 광대뼈가 돌출된 사람들과 옆으로 벌어진 타입으로 분류한다. 광대뼈의 앞면으로 돌출된 타입은 허리의 전만커브가 심해져 앞으로 꺽이는 체형의 사람들에게 많이 나타난다. 광대뼈가 옆면으로 벌어진 타입은 팔자로 보행 하는 타입에서 많이 보인다. 이상적인 광대뼈윤곽술은 체형을 개선시킨 후 직접적인 광대뼝윤곽술을 시행하는 것이 좋다.

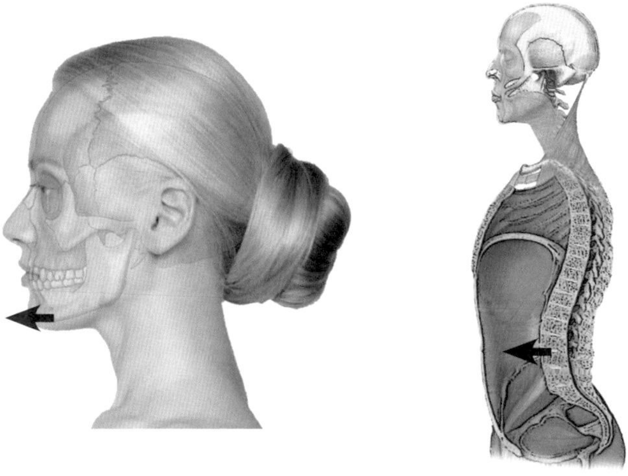

허리의 앞쪽 커브 심화 .

〈 fig 2-41. 광대 앞면 돌출 〉

입윤곽술

입은 마음먹은 것을 말로 표현해 내는 곳이다. 앞서 눈은 그 사람의 마음속에 있는 생각을 읽을 수 곳이라고 표현하였다. 입은 반대로 마음의 바깥문이라고 할 수 있다. 모든 인간은 자신의 품성과 인격을 입을 통해 직접적으로 표현한다. '말로 천냥 빚을 갚는다'는 속담에서 이런 입의 특성이 드러난다. 관상학에서도 개인의 품성과 인격과 깊은 연관이 있기에 입의 단정함을 가장 먼저 관찰한다.

입윤곽술은 윗입술과 아랫입술을 구분해야 한다. 윗입술은 위턱뼈와 연관되고 아랫입술은 아래턱뼈와 연관되기 때문이다. 또한, 입술은 소화기막이 밖으로 표현된 곳이다. 소화기는 입에서부터 항문까지 하나의 관으로 연결되어 있는데, 이와 연결된 입술은 단순히 소화기 막이 밖으로 표출된 곳이면서 골반 아래면과 상응하는 부위이다.

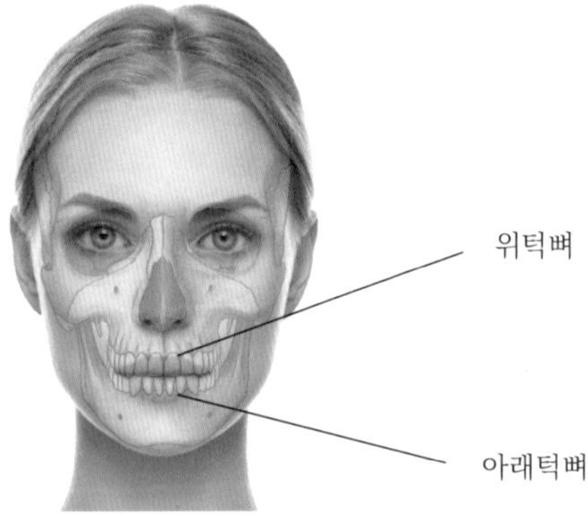

〈 fig 2-42. 입술 구역 〉

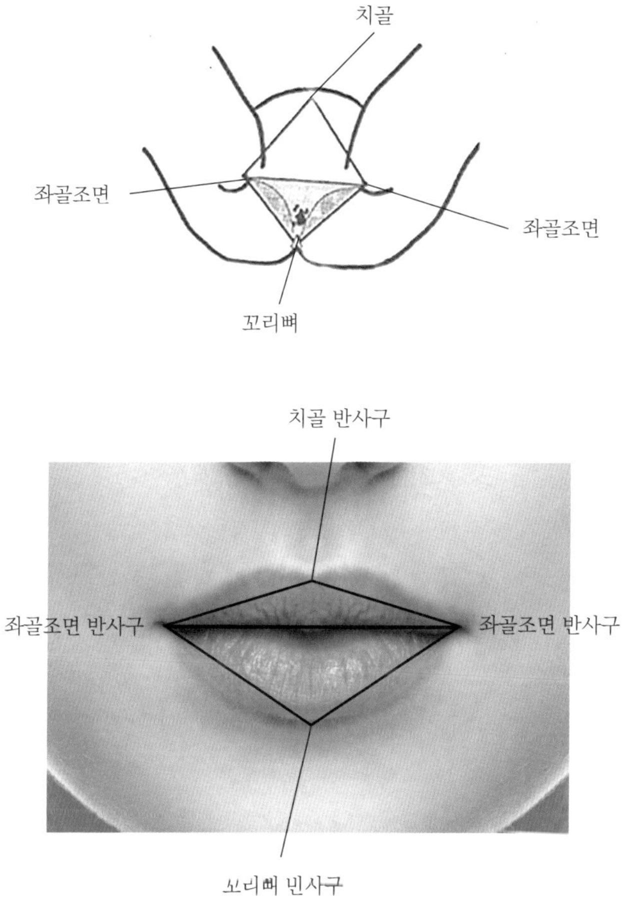

〈 fig 2-43. 입술의 반사구역과 골반 아랫면 〉

처진 입꼬리

입은 입술주위로 입둘레근이 감싸고, 방사선 모양으로 뻗어 있어서 얼굴의 모든 에너지가 입으로 흘러 모이는 구조로 되어 있다. 윗입술과 아랫입술이 만나는 끝인 입꼬리는 위로 살짝 물려 귀 쪽을 향하면 긍정적인 사고를 지닌 사람으로 보이게 만들고 입꼬리가 아래로 처져 있으면 고집스럽고 부정적인 인상을 주어 비호감을 준다.

입꼬리가 처지는 것은 목에 있는 광경근이 쇄골 아래쪽으로 당겨서 생긴다. 이 근육은 얇은 근육으로 목 앞면을 덮고 쇄골 아래로 내려간다. 보편적으로 어깨가 일자 형태로 거상되면 입꼬리가 처지는 경우가 많다.

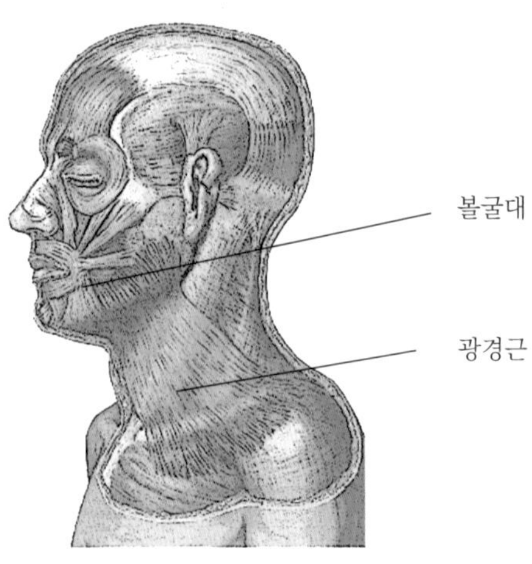

〈 fig 2-44. 입꼬리를 지탱하는 볼굴대 〉

입꼬리가 처진 사람을 윤곽술 시술 할 때 쇄골과 견갑골을 관리한 후 윤곽술을 시행하는 것을 원칙으로 한다. 입꼬리가 처지는 사람들은 대부분 어깨가 거상되면서 뒤쪽의 등근육에 문제를 가지게 된다. 결국, 입꼬리가 처진다는 것은 앞쪽에서 개선시키는 것이 아니라 머리덮개널힘줄을 비롯한 뒤쪽 등근육을 관리하여 어깨가 자연스럽게 내려가야 호흡근에 부담을 덜고, 입꼬리 처짐을 개선할 수 있는 것이다. 이 때 넓은목근이 얼굴널힘줄과 하나로 연결되어 두피로까지 이어져 있는 관계성에 유의해야 한다.

입꼬리가 처지는 것은 넓은목근과 입꼬리내림근의 수축으로 발생한다. 넓은목근이 잡아당겨 처지게 되는 것이다. 입꼬리가 처진 사람들 대부분은 시간이 지나면서 어깨가 거상되어 짧아지는 경우가 많다. 어깨가 올라가면서 입꼬리가 처지는 것은 큰허리근이 안정화가 않된 것이므로 방광경을 치료하면서 등세모근과 큰허리근도 같이 치료하도록 한다.

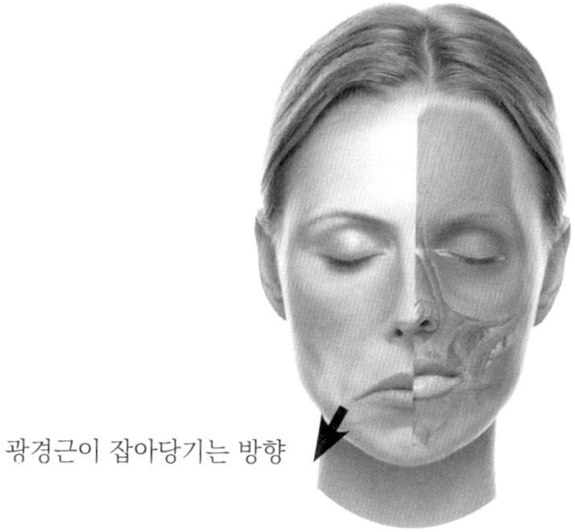

〈 fig 2-45. 처진 입꼬리 〉

턱윤곽술

아래턱은 슬링구조로 매달려 있는데 턱은 인체 중 유일하게 중력의 반대로 매달려 있는 구조로 평생 스트레스를 받는 곳이다. 이러한 턱의 구조를 이해하려면 경추 1, 2번에 대한 구조를 이해하여야 한다. 대표적으로 임상에서 고객의 턱을 교정할 때 아래턱이 맞지 않는 것은 경추 1, 2번의 문제가 가장 많다. 따라서 턱을 직접 교정하기 전에 경추 1, 2번을 먼저 교정해야 한다. 그리고 턱의 균형은 씹을 때 사용하는 저작근의 활동과 관계가 깊다. 턱의 관절은 인체전체의 균형과 깊은 연관이 있다. 또한, 사각턱은 태어날 때부터 아래턱이 큰 경우도 있지만 윤곽술을 통해 개선되는 경우도 많다.

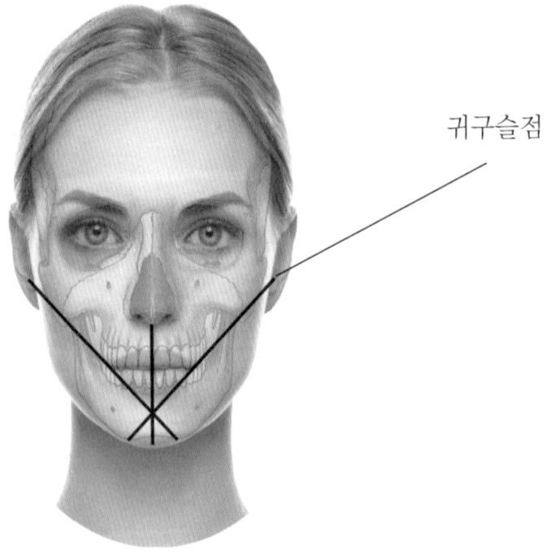

〈 fig 2-46. 턱 정면 비율 〉

마리오네트라인

입꼬리 주변은 마리오네트라인이 형성되어 쉽게 개선되지 않는다. 필러를 맞으면 쉽게 개선되나 다시 생기기 때문에 정기적으로 맞아야 하고 반복적으로 시술할 경우 부자연스러운 인상이 되기 쉽다. 주로 연령층이 높을수록 생기는 마리오네트라인은 해부학적 구조를 이해하는 사람만이 윤곽술을 통해 개선할 수 있다. 단순한 입꼬리처짐은 젊은 사람에게도 생길수 있으나 높은 연령층에게 주로 생기는 마리오네트라인은 단순히 근육의 노화에 관한 문제가 아니라, 아래턱에 있는 진성피부인대가 만드는 것이다. 앞서 말했듯이 아래턱은 인체구조 중 유일하게 중력에 대항하여 매달려 있다. 따라서 아래턱의 균형이 무너질수록 아래턱에 부착된 진성피부인대가 강하게 긴장되면서 주변의 연부조직들이 약화되어 체액이 주변에 고이면서 마리오네트라인이 형성되는 것이다.

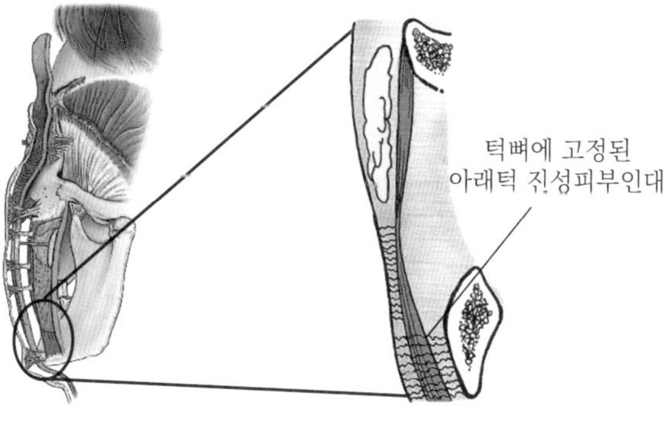

〈 fig 2-47. 아래턱 진성피부인대 〉

악관절 교정

아래턱은 악관절에서 관자뼈와 만난다.
악관절은 경추 1번과 2번뼈의 움직임에 영향을 받는다. 따라서 경추 1번과 2번을 고정시키면 입이 벌어지지 않는다. 인간은 악관절이 지속적으로 움직여야만 말을 할 수 있고, 음식을 섭취하는 저작운동을 할 수 있기 때문에 그만큼 움직임이 많고, 따라서 다른 부분에 비해 쉽게 불균형이 올 수 있다. 이러한 연유로 턱윤곽술은 악관절의 균형을 맞추는 것을 우선적으로 시술해야 한다. 턱끝의 불균형은 누워있는 상태를 머리에서 발쪽으로 내려다보면 쉽게 알 수 있다.

이렇게 턱끝의 불균형을 재 보면 각자의 얼굴형과 관계없이 거의 모든 사람들이 한쪽은 각이 지고 한쪽은 위로 올라가 있다. 이런 현상의 가장 큰 이유로는 아래턱이 관자근에 의해 매달려 있기 때문이다. 관자근은 아래턱을 매달고 있기 때문에 자기의 체중 중심에 따라 관자근의 수직, 수평방향 섬유에 영향을 주고, 이에 따라 서로 다른 스트레스가 근육에게 작용한다.

턱 끝의 불균형증상을 관찰 해보면 대부분은 올라간 쪽의 관자근이 수축되어 있다. 관자근이 수축되어 턱을 끌어올리기 때문에 턱 끝이 올라가 턱이 기울어 보이는 것으로, 내려온 쪽 턱의 각이 더 크고 올라간 쪽의 턱선이 자연스럽다.

악관절을 교정할 때의 축은 경추 1, 2번이다. 얼굴의 비대칭을 개선하는 윤곽술을 시술할 때 악괄절의 균형을 맞추고, 다른부위의 윤곽술을 시행하는 것이 효과가 오래 지속된다.

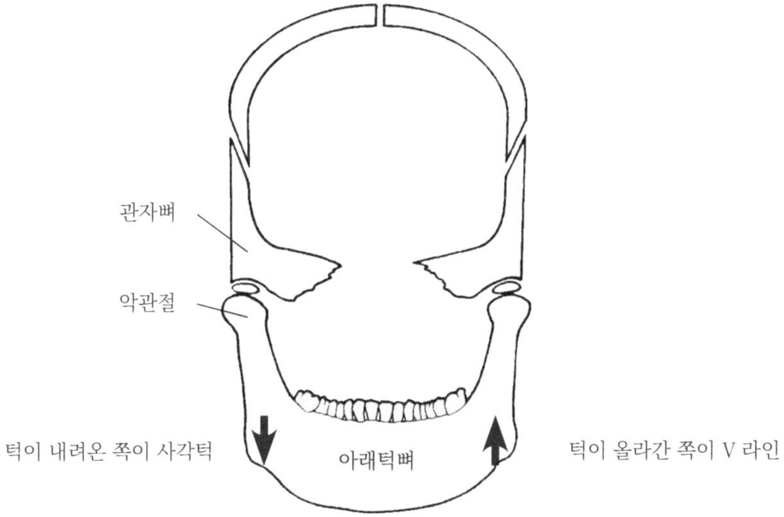

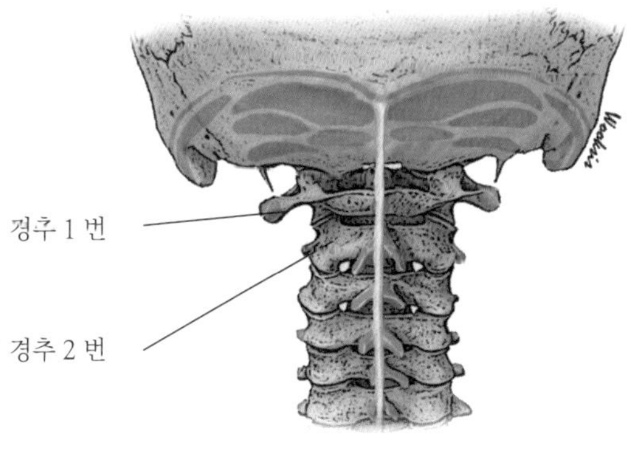

〈 fig 2-48. 악관절에 영향을 미치는 경추 1,2 번 〉

V라인 만들기

예뻐지고 싶어하는 모든 사람들은 턱이 예쁘게 V라인이 되기를 원한다. 하지만 각자 가지고 있는 얼굴형에 맞게 만드는 것이 무엇보다 중요하다. 일명 돌려깍기라고 하는 턱 성형수술은 연예인의 꿈을 갖는 사람만이 하는것이 아니라 일반인들도 로망처럼 여기게 되었다. 여성들이 가장 선호하는 갸름한 얼굴형을 만들기 위하여 V라인은 필수이기 때문이다. 보톡스를 교근에 시술하는 등 예쁜 턱 라인을 가지기 위해 많은 시도를 하지만, 교근의 구조적 역할을 이해한다면 수술 또는 주사를 쉽게 결정할 수는 없을 것이다. 특히 교근에 보톡스를 자주 맞다보면 처음에는 턱이 줄어든 것 처럼 보일 수 있으나 점점 중안면부가 두드라져 보여 얼굴 불균형을 초래해 오히려 역효과를 만들 수 있다. 하지만 교근과 흉쇄유돌근 사이에 있는 이하선을 다스리면 누구나 셀프로도 V라인을 만들고 유지할 수 있다.

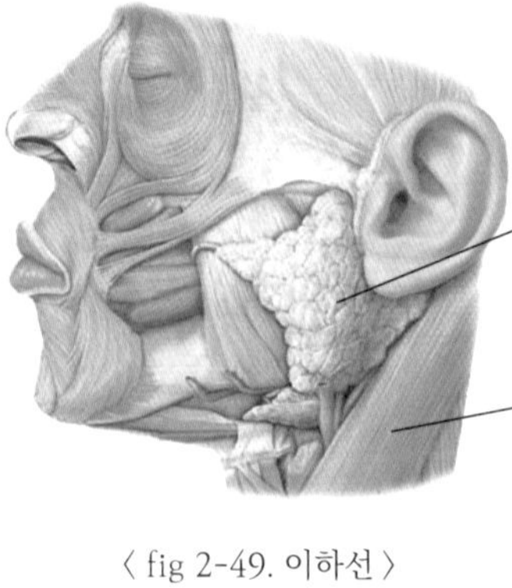

〈 fig 2-49. 이하선 〉

얼굴리딩법

얼굴형태

동양의학에서는 예전부터 얼굴의 모양과 얼굴에 나타나는 색깔과 기를 관찰하여 인체에 나타나는 분세를 진단하는 방법을 사용해 왔다. 그 중 얼굴에 나타나는 색은 오장육부의 문제를 파악하는데 매우 중요하다. 특히 얼굴의 안색을 살피는 것은 얼굴윤곽술에 있어서 매우 중요하다. 예전부터 관상학에서는 얼굴의 균형은 부귀와 연관되어 있다고 한다. 또한, 얼굴의 다섯군데의 봉우리가 잘 조화로워야 한다고 밝히고 있다.

얼굴의 다섯군데는 그림에서와 같이 이마, 턱, 코, 우측광대와 좌측 광대부분이다. 이마는 환하고 넓은 것이 좋으며 턱은 힘있게 생겨야 하며 좌, 우의 균형이 조화로워야 한다. 우측광대는 신분과 관련된 귀와 관련되고 좌측광대는 재산을 의미하며, 턱은 건강과 관련되고 이마는 출세와 관련되어 있고, 중앙의 코는 부를 상징한다

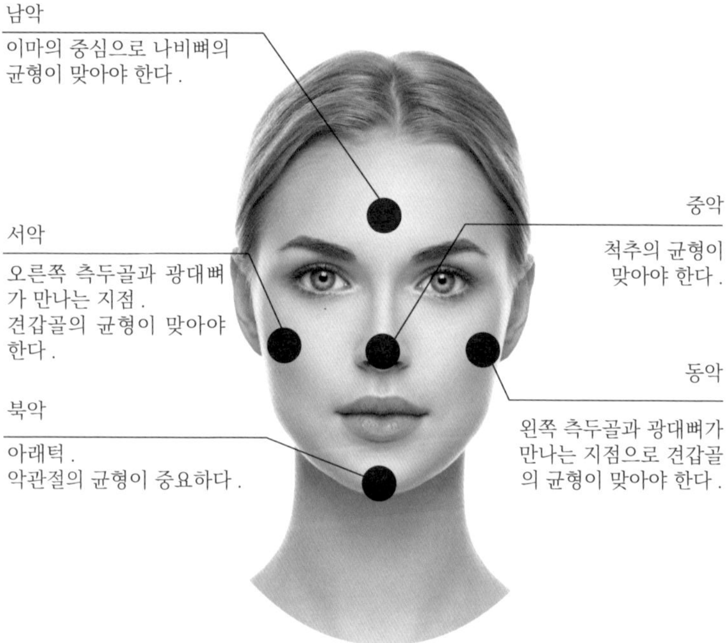

〈 fig 2-50. 얼굴의 5 방 〉

얼굴의 3정

얼굴의 3정은 얼굴을 효과적으로 관찰할 수 있도록 세로로 3등분하여 평가하는 방법이다. 상정은 앞머리선부터 시작하여 양 미간 사이까지의 거리를 말한다. 중정은 양 미간 사이부터 코끝까지의 거리를 말한다. 하정은 코끝부터 턱끝까지의 거리를 말한다. 상정은 천지인 중 하늘을 형상화 한 것으로 선천적인 것을 관찰 시 지표로 사용한다. 따라서 머리가 이마까지 난 사람들이 두개골의 형태가 문제인 경우가 많이 나타나는 형태이다. 중정은 천지인 중 인간적 관계를 형상화한 것으로 자신의 생활력이나 의지등에 비유하여 관찰할데 지표로 사용된다. 하정은 천지인 중 지를 형상화 한 것으로 후천적인 것을 관찰 할 때 지표로 사용한다.

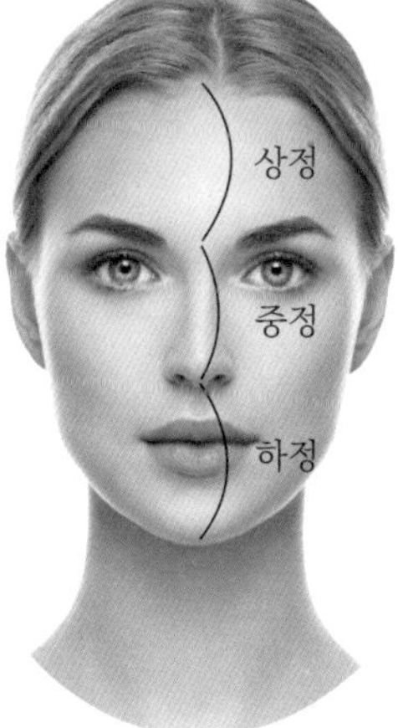

〈 fig 2-51. 얼굴의 3 정 〉

얼굴과 신체적용법

얼굴중심부인 나비뼈에 전신의 말초신경계와 자율신경계를 연결하고 있는 뇌척수막이 척추 속을 관통하며, 꼬리뼈에 고정되는 구조를 가지고 있어 얼굴의 중심부인 코는 척추와 대응된다. 관상학에서 남자는 소인형법이라는 관찰법을 적용시킨다. 이마는 얼굴과 대응되며 양팔은 눈썹과 대응되며 콧대는 몸통과 대응되고 팔자주름은 양 다리와 대응된다. 남성의 생식기는 코끝과 대응되기 때문에 코큰 남성은 생식기도 크다는 말이 나온 것이다.

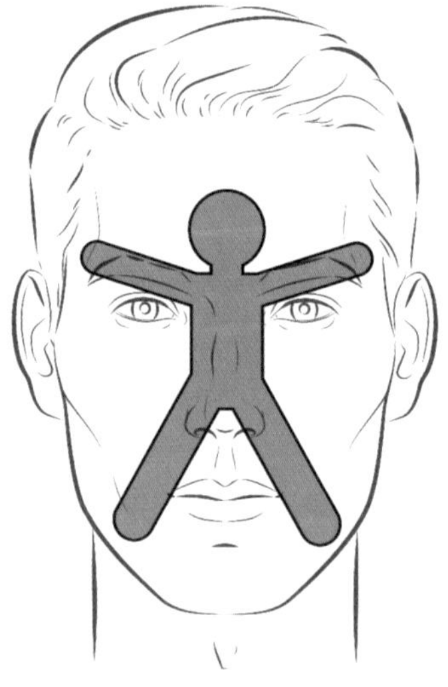

〈 fig 2-52. 남자소인형법 〉

여성은 남성과 달리 역인형법을 적용시켜 관찰한다. 역인형법은 사람의 얼굴이 거꾸로 관찰하는 방법으로 양쪽 콧망울의 형태를 보고 가슴의 크기나 모양을 관찰한다. 여성의 입술의 형태로 두뇌활동을 보며 팔자주름으로 양쪽 팔의 형태를 파악한다. 팔자주름이 양쪽이 대칭이 이루어지 않았다면 양쪽 견갑골이 비대칭으로 이루어졌다고 판단한다. 남성과 달리 여성의 미간은 여성의 생식기 형태를 관찰한다. 미간 사이에 색소가 끼거나 너무 좁거나 털이 나있으면 자궁의 병이 올 수 있다.

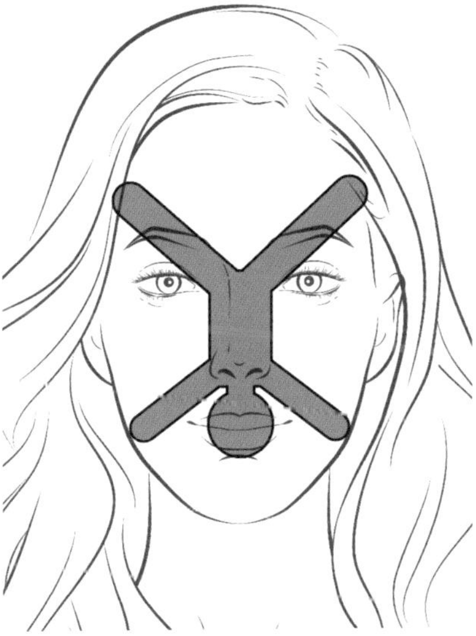

〈 fig 2-53. 여성역인형법 〉

얼굴색

얼굴 색이 어둡고 혼탁하다는 것은 몸에 문제가 있음을 알려주는 지표다. 동양의학에서는 얼굴의 색깔을 보고 오장육부의 문제점을 파악하였다. 우측얼굴에 색이 나타나면 대게 우측 몸에 문제가 있다는 것이다. 청색은 간에 대응하고, 족궐음간경의 색이다. 또한 한증, 통증, 체증, 어혈, 경기가 있을 때 나오는 색이기도 하다. 청색은 기혈의 운행이 원활하지 않고 경맥이 막혀 생기는 것으로 한증이나 통증이 극심하면 경맥에 경련을 초래하여 기혈의 운행을 막기 때문에 안색이 청색을 띄게 된다.

적색은 심장에 대응하고 주로 열증일 때 나타난다. 여드름 고객 중 대부분 얼굴에 열증을 동반한 사람들이 많다. 이런 고객들 중 흉골에 구조적 제한점을 가진 사람들이 많기 때문에 몸을 관리하여 열을 내려야 효과를 기대 할 수 있다.

황색은 비장에 대응하고 족태음비경의 색이다. 주로 허증과 습증에 주로 나타나는데 대부분 비장이 영양공급의 기능을 잃어 생기는 것이다. 비장이 허하여 영양공급을 못하고 수습이 정체되거나 수습이 비장과 위장에 쌓이거나 엉켜 간과 담을 훈증하거나 담즙이 간이나 담에 엉켜 있어도 황색이 나타난다.

안색이 담황색이고 윤기가 없어 거칠고 살갗이 빛을 잃고 마르고 약한 것을 위황이라하는데 대부분 비장과 위장의 기가 허하고 안색이 그을린 사람처럼 누르끼리한 것은 한습이 속에 정체되고 비양이 막히거나 어혈이 막혀 생긴다.

백색은 폐에 대응하고, 흑색은 신에 대응하고 신허, 한증, 통증, 어혈에서 나타난다. 신장은 수를 관장하는 장기로 양기가 허하고 수음이 조화롭지 못하면 수기가 넘친다. 안색이 까맣고 살갗이 말라 거칠어지는 것은 신정이 오랫동안 소모되었음을 말하며 안색이 검고 입 주위가 까만것은 족소음신경의 기가 끊어졌기 때문이다.

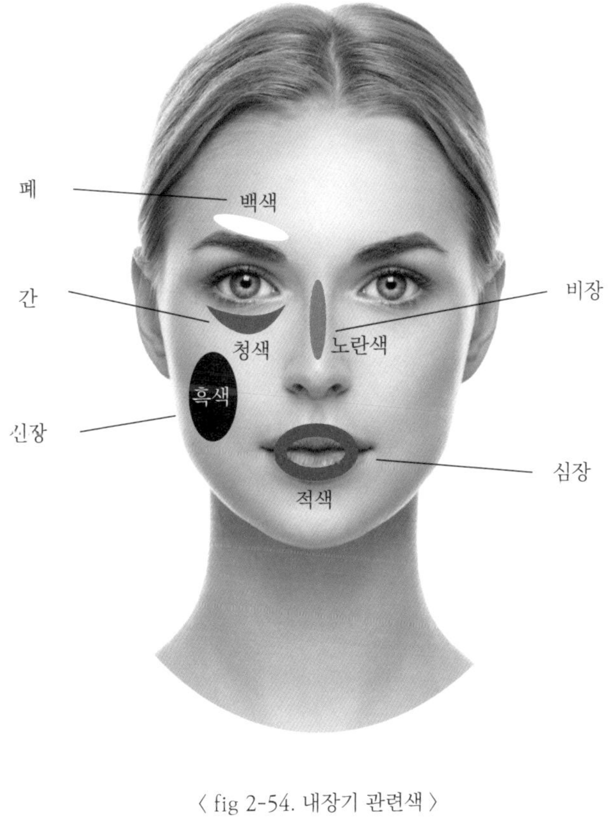

〈 fig 2-54. 내장기 관련색 〉

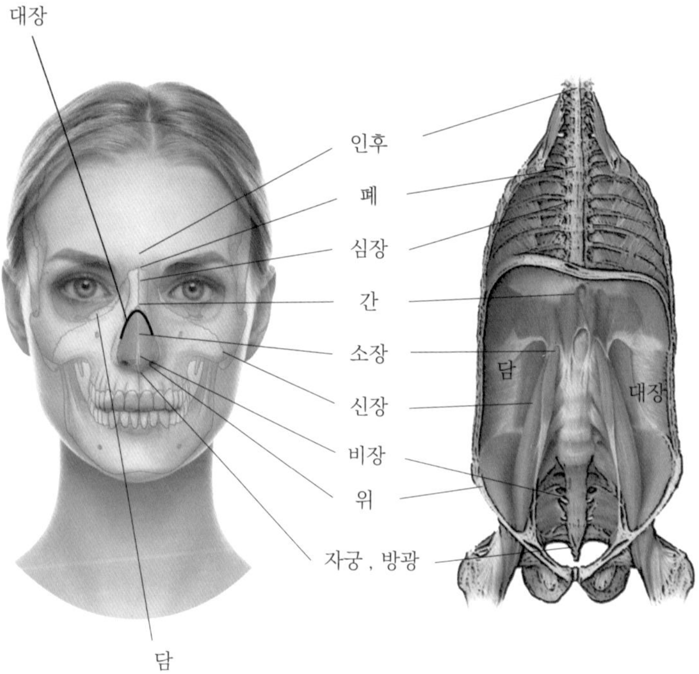

〈 fig 2-55. 코와 인체 반사구 〉

III.

Body

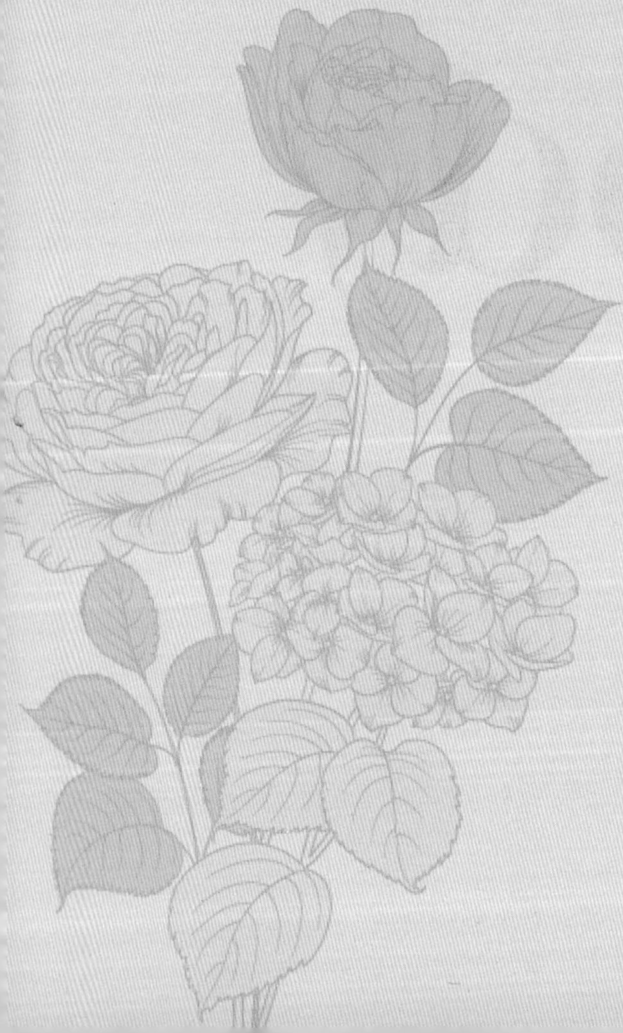

체형 바로알기

몸꼴

사람의 몸 꼴이나 얼굴 꼴을 형성하는 가장 큰 역할은 결합조직으로 이루어진 근막이다. 결합조직은 우리 인체에서 가장 큰 장기라고 표현할 수 있을 만큼 다양한 형태로 분포되어 있다. 주로 동물 몸에 가장 많은 콜라겐이라는 단백질로 구성되어 있다. 그리고 전신의 장기, 신경을 싸고 있는 막, 혈관계, 여러 내장기를 싸고 있는 막의 형태로 인체 곳곳에 위치하고 있다. 우리 몸의 움직임이나 각 기관들의 움직임은 이 결합조직에 가해진 장력, 즉 끌어 당겨지는 힘에 의해 움직임이 일어난다. 이로 인해 특정 부위의 근막 유착이나 제한은 유착이 생긴 부위와 상관없는 먼 곳 까지 결합조직의 변화를 가져오게 된다. 이러한 조직 변화는 몸 곳곳에서 일어나는 변화에 의해 얼굴조직의 변화까지 가져오게 되어 본래의 얼굴이 변하게 되는 것이다.

뼈를 싸고 있는 골막도 결합조직으로 이루어져 있다. 따라서 얼굴뼈의 움직임은 얼굴뼈의 형태에 영향을 미친다. 인체 전반에 걸쳐 있는 결합조직은 힘이 가해지면 인체에 모든 기관 또는 체형에 영향을 미친다. 따라서 모든 기관들이 건강한 결합조직을 가진 사람은 이목구비가 예쁘지 않아도 체형이나 얼굴의 조화로움이 돋보이는 형태를 가지게 된다,

한국에서 미인의 기준은 얼굴, 몸매, 표정을 중요한 요소로 보고 있지만 일본의 경우 미인을 평가하는 항목 중 교양, 사회적능력, 수술여부, 건강상태 등을 보고 판단한다고 한다. 건강상태를 미인의 기준에 넣는 닷는 것이 우리 입장에서는 낯설 수 있지만 사실 우리는 '건강미' 라는 단어를 사용하기도 하며 무의식 중에 건강한 아름다움은 질리지 않고 호감가는 매력이 있다는 것을 알고있다.

필자는 얼굴학자 조용진교수의 미인이라는 책에서 미인을 평가하는 여러가지 방법 중 고차원의 아름다움은 성숙미, 고상미, 분화미로 분류한 대목을 주목하였다. 책에서는 아름다움에는 형태도 있고 여러가지 색깔이 있다고 말하며 아름다움은 생명감이 바탕에 있어야 그 가치가 드러나며 이것이 고차원의 아름다움이라고 표현하고 있는데, 비단 포괄적인 아름다움 뿐만이 아니라 시대를 살아가는 미인의 상이라는 것을 의미할 수도 있다고 생각한다. 현대에 와서 어린나이에 무모하다 싶을 정도로 점점 어린 나이에 의학적 성형을 하는 추세는 인간이 가진 본연의 건강한 아름다움을 찾아가고자 하는 필자의 입장에서 보았을 때 매우 걱정이 되는 바이다.

최근 미국 뉴욕포스트가 보도한 내용에 따르면 어릴때부터 디지털 환경에서 자란 Z세대는 노화가 시작되기전부터 베이비 보톡스를 사용하고 있다고 한다. 베이비보톡스는 성인에게 투여하는 것 보다 적은 양의 보톡스를 말하는데, 아직 노화가 시작되기전부터 이미 얼굴에 보톡스를 주입하면 기존 세대가 노화를 겪었던 시기보다 빠르게 노화가 찾아오는 결과가 발생한다.

얼굴은 엄밀히 구분하자면 몸과 연결되어있고, 몸에서 보내는 신호를 외부로 표현하는 기관이다. 이미 우리는 얼굴 안의 반사구가 전신과 통하는 중추심경계, 말초신경계, 자율신경계가 모두 연결되어 있다는 것을 알고 있다. 인체는 보이지 않는 곳에서 스스로에게 끊임없이 신호를 보내어 인체의 상태가 어떠한지에 대한 정보를 보내준다. 따라서 얼굴에 나타나는 신호를 잘 분석하면 우리 몸의 문제점을 파악하고, 개선할 수 있다.

몸의 꼴은 인체 내부의 문제점을 알수 있는 여러 가지 단서들을 제공해준다. 인체는 여러기관들이 서로 역할분담을 하면서 서로 연관되어 상호보완적인 기능을 수행하며 외부에 끊임없이 신호를 보낸다. 예를 들어 피부에서는 전체적인 피부색에 따라 관련 장기의 기능이 약해졌는지, 너무 과한지 판단하며, 피부에 나타나는 색소침착으로도 어느 곳에선가 기능장애가 생겼음을 알아낼 수 있다. 다양한 환경, 수많은 미생물 속에 살아가고 있는 인간이 외부환경으로부터 침입해오는 수많은 균들을 이겨내고, 극복할 수 있도록 인체에는 효과직인 경보 시스템이 갖춰져 있는 것이다. 특히 얼굴에 나타나는 모든 피부질환들은 몸의 어딘가가 문제가 발생했음을 알리는 대표적인 지표이다.

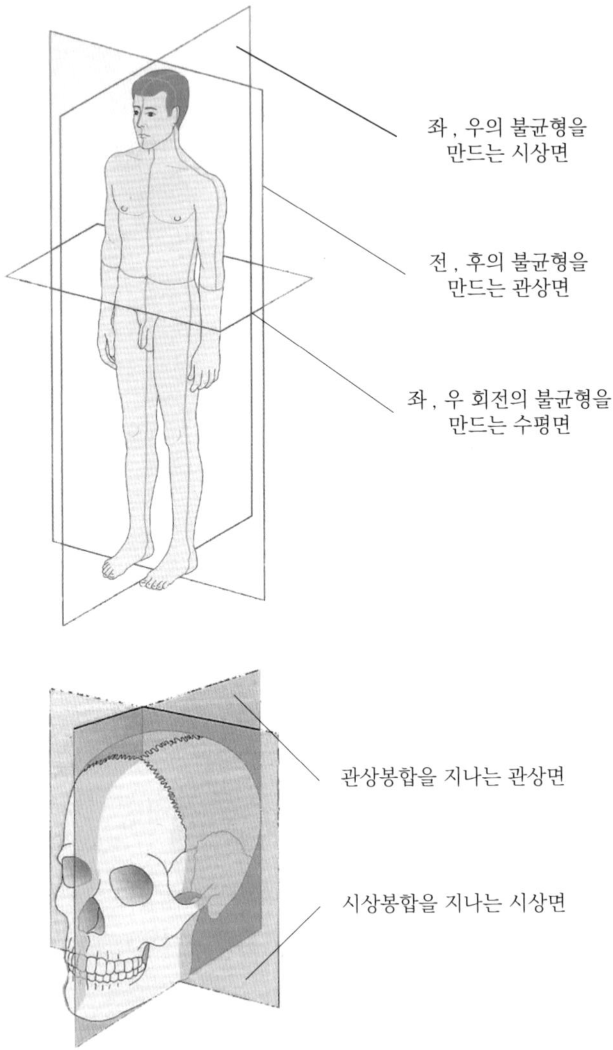

〈 fig 3-1. 인체의 운동면 〉

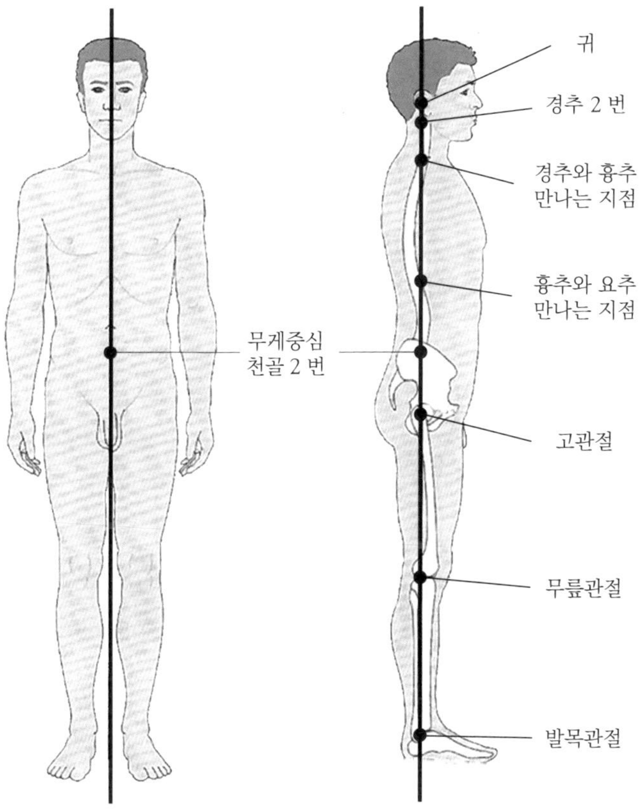

〈 fig 3-2. 인체의 무게중심선과 중력선 〉

목의 꼴

앞쪽 목은 경(頸)이라하고 뒤쪽 목은 항(項)이라 한다. 목숨이란 숨을 쉬며 살아 있는 힘을 말한다. 이는 곧 생명을 지칭하는 말이다. 목에 숨이 있다는 것은 생명활동이 호흡과 관련이 깊다는 것을 의미한다. 호흡을 통해 산소가 몸속에 들어오지 못하면 인간은 숨을 거두게 된다. 목숨이란 목을 통해서 숨을 쉬는 곳이라 정의 할 수 있다.

또한, 목은 머리를 받치고 있어 기둥과 같은 역할을 하는 곳이다. 동양의학에서는 목이 가늘면 근골이 약하고 목이 두꺼우면 근골이 힘이 있는 자라고 말한다. 목은 해부학적으로 머리와 오장육부를 연결해 주는 다리와 같은 역할로 균형을 잡아 주는 중요한 위치에 있기 때문이다.

목의 구조를 살펴보면 목은 여러개의 원통모양이 실린더처럼 미끌어지면서 움직이는 구조로 되어있다. 또한, 단순히 목의 움직임만이 아니라 뱃속의 오장육부까지도 모두 함께 움직이게 되어 있다.

즉, 경항부가 틀어졌다는 것은 호흡의 불균형이 생기고 이로 인해 몸통 안의 오장육부 어딘가에서도 영향을 받을 수 있다는 것을 뜻한다.

동양의학에서는 목의 두께를 보고 건강함을 판단하였다. 이는 머리를 받치고, 몸통과 연결되어 있는 목의 구조가 두꺼워야 단단하게 몸을 지탱한다는 관점에서 나온 말이지만, 목의 움직임이 오장육부의 움직임으로 연결되는 것을 생각하면 실질적으로도 틀린 말은 아니다

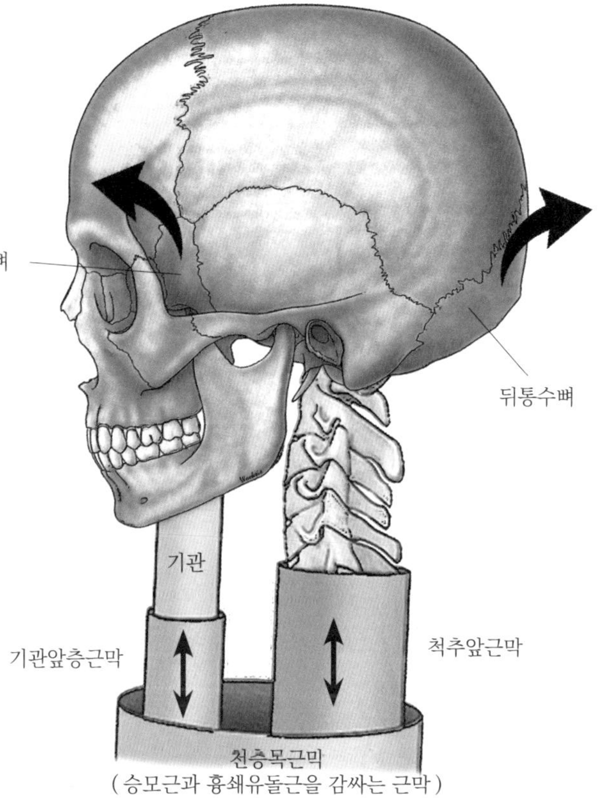

〈 fig 3-3. 목근막 움직임 〉

목은 단순히 호흡의 통로만이 아니라 중요한 혈관와 신경이 지나가고, 인체의 에너지원인 음식물이 지나가는 통로이기도 하다. 만약 목의 통로에 문제가 생겨 혈관이나 호흡, 음식물이 정체되면 머리혈관이 터지거나 음식물이 내려가지 못해 급체가 되어 숨을 쉬지 못해 생명을 잃을 수도 있다. 이 것이 단순하지만 반드시 평소에 목운동을 생활화하여야 하는 이유이다.

목은 고개를 숙이고, 뒤로 들고, 좌, 우로 자유자재로 움직일 수 있어야 한다. 그러나 현대인들은 고개가 정상적 범위로 움직이지 못하는 사람들이 부지기수다. 앞으로 숙이는 목의 각도는 65°, 뒤로 신전하는 목의 각도는 40°, 좌, 우 회전은 50°가 되어야 하고, 얼굴을 정면으로 하고, 좌측이나 우측으로 측굴 시 35°가 되어야 한다.

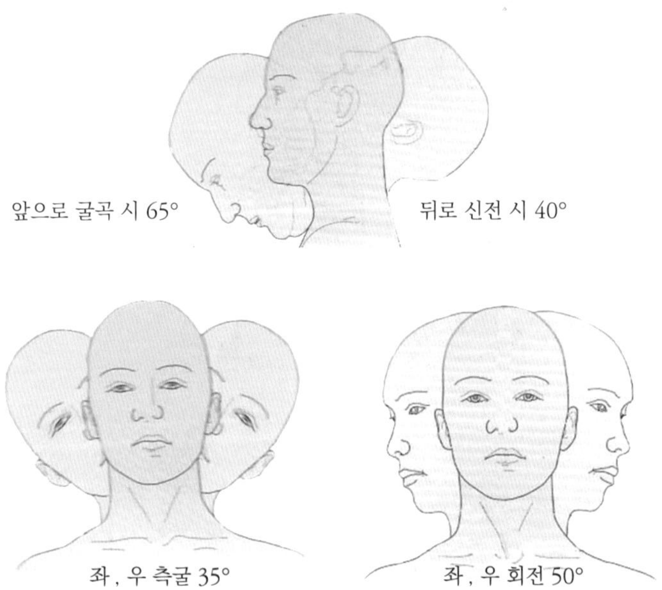

〈 fig 3-4. 목의 운동 각도 〉

목은 중요한 배설기관인 림프가 발달되어 있는 곳이다. 목의 림프에 결절이 생기면 얼굴의 노폐물이 빠져 나가지 못하게 된다. 대표적으로 얼굴에 열이 많은 사람, 여드름, 얼굴아토피 등 얼굴에 피부질환이 있는 사람들을 예로 들 수 있다. 림프는 큰 단백질입자를 가진 균들의 배설통로이다. 따라서 목의 림프가 결절이 생기면 조직에 체액들이 배출되지 못하고 고여 있게 되고, 고인 체액들은 습을 만들어 순환장애를 포함한 체내에 많은 염증들을 만들어 낸다.

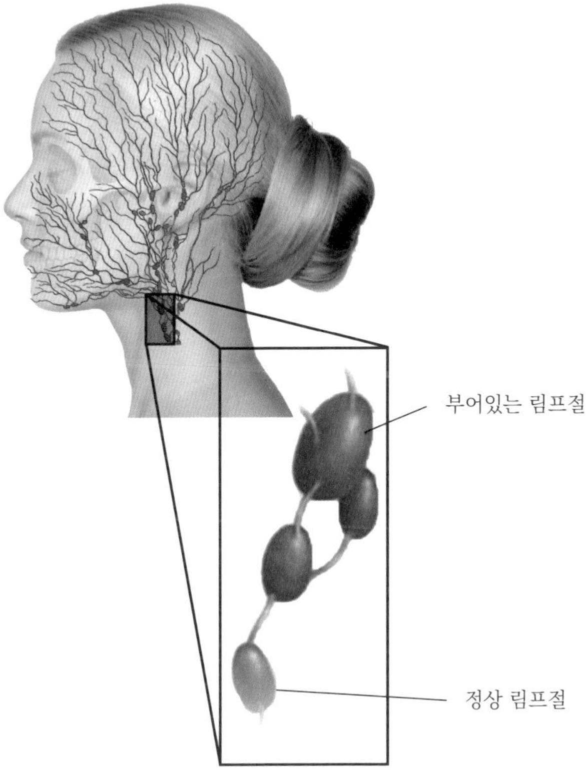

〈 fig 3-5. 목의 림프절 〉

목은 인체의 중요한 기관들이 지나가는 통로이다. 관리사들에게 미용적으로 목이 대단히 중요한 이유는 먼저 얼굴에서 내려오는 림프절 때문이고, 다음으로는 얼굴이나 두피로 보내는 혈관이 지나가는 통로이기 때문이다. 예를 들어 얼굴피부에 혈액을 공급하는 바깥목동맥의 줄기인 얼굴동맥이 있다. 이렇게 얼굴피부로 공급되는 혈관은 바닥에서부터 피부의 진피층으로 공급되는 구조를 가지고 있기 때문에 얼굴을 관리함에 있어서 더욱 중요성을 가진다.

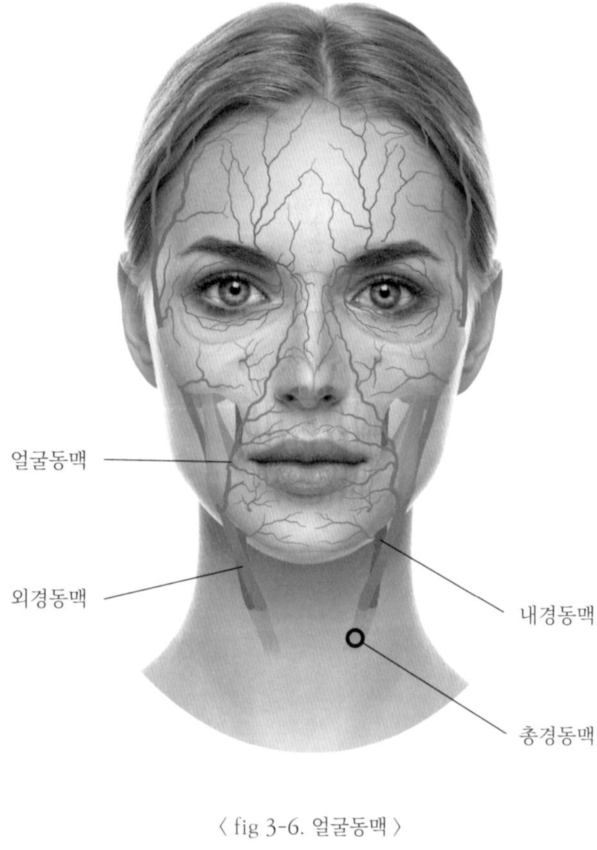

〈 fig 3-6. 얼굴동맥 〉

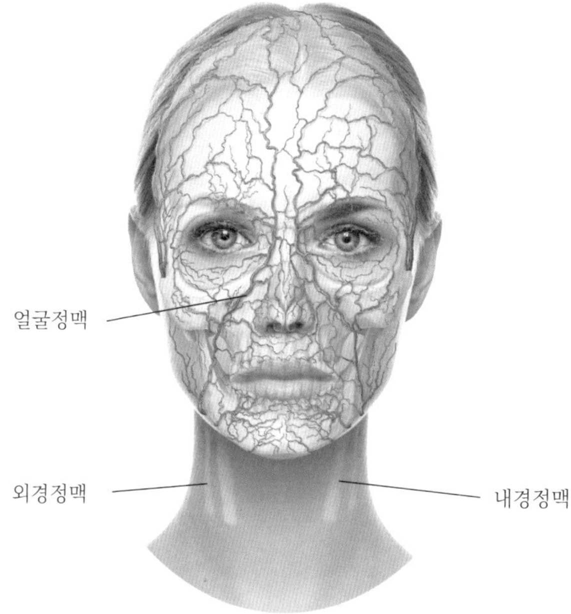

〈 fig 3-7. 얼굴정맥 〉

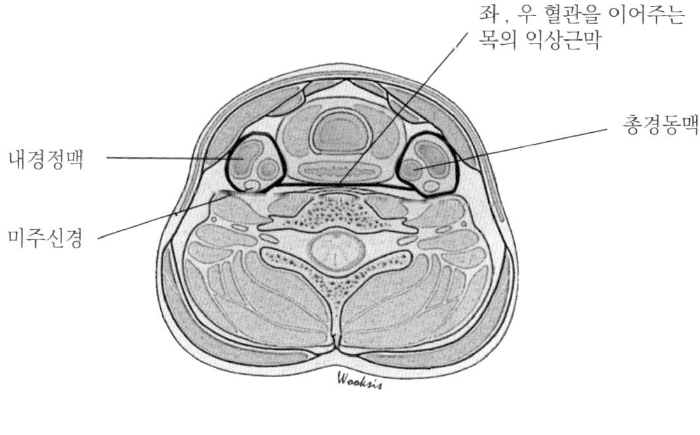

〈 fig 3-8. 목 단면 〉

등과 가슴꼴

동양의학에서는 등은 양(陽)이고 가슴은 음(陰)이라고 한다. 등이 두텁고 가슴이 풍성한 사람을 음양이 조화로워 좋은 몸꼴로 여긴다. 가슴과 등은 12개의 늑골이라는 단단한 뼈로 지탱한다. 발생학적으로 인체의 모든 구조가 최초에 만들어질 때 좌, 우의 구조가 중앙에서 만나 완성된다. 보다 자세히 설명하자면 좌, 우의 늑골이 만나는 과정에서 얼굴의 좌, 우 위턱뼈도 만나게 된다. 따라서 가슴꼴은 얼굴꼴과 깊은 연관이 있다.

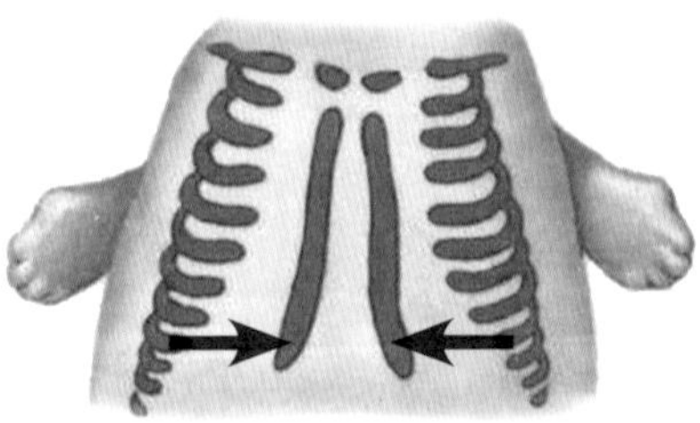

6 주

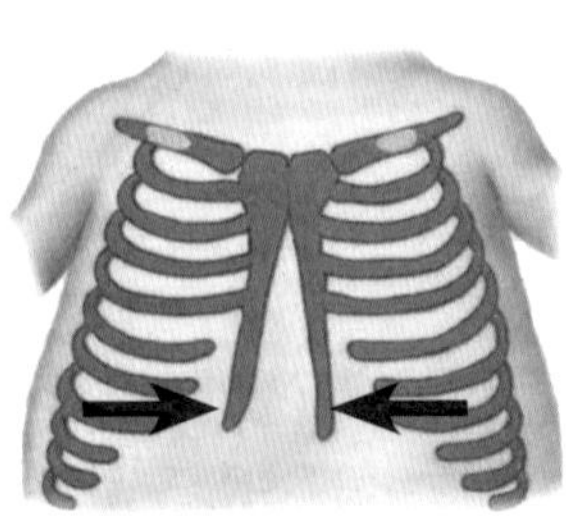

7 주

〈 fig 3-9. 흉골의 발생과정 〉

동양의학에서 가슴 중앙에 있는 복장뼈는 치우침이 없어야하며, 패이거나 튀어나오면 건강하지 못하다고 말한다. 또한 해부학적으로도 흉곽 안에서 복장뼈의 위치와 폐와 심장이 있는 곳이 매우 가깝기 때문에 인체 구조상 매우 중요한 곳이다. 특히 검상돌기는 심장의 기능을 판단하는 중요한 지표이다. 검상돌기가 아래로 처져 있으면 심장도 아래에 있고 위에 있으면 심장도 위에 있다. 또한, 검상돌기에는 호흡할 때 작용하는 중요한 구조가 고정되어 있다.

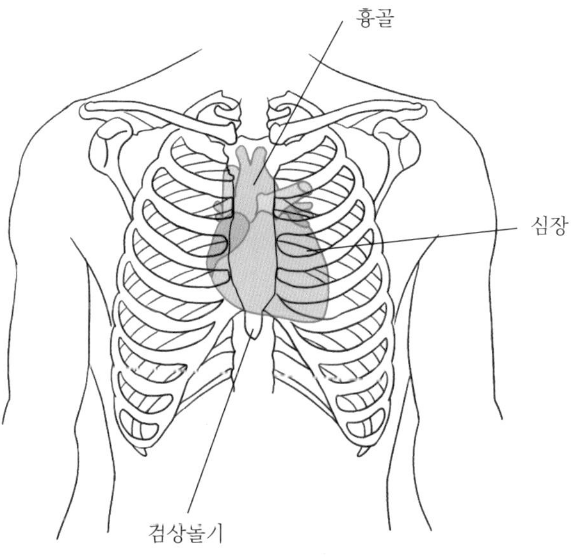

〈 fig 3-10. 흉골아래의 심장 〉

가슴꼴이 선천적으로 비정상적인 형태로 태어나는 새가슴이나 오목가슴은 흉곽 안에 들어 있는 폐나 심장의 기능에 영향을 미친다. 흉골이 정상적이지 않은 사람은 호흡할 때 견갑골이 늑골에 제한되어 움직이는 형태가 생길 수 있다. 호흡은 얼굴의 변형에 가장 큰 영향을 주는 인자이다. 호흡과 함께 좌, 우의 위턱뼈와 악궁도 함께 움직이기 때문이다. 평소 입으로 호흡하는 사람들이 얼굴의 형태가 변하게 되는 것도 이러한 호흡운동과 관련이 있다.

가슴의 형태를 결정할 때 흉골의 생김새가 아주 중요한데, 원래 흉골은 만들어 질 때 좌, 우에 있는 흉골뼈가 만나 하나의 뼈로 만들어진다. 따라서 흉골의 생김새는 흉골 뒤에 있는 심장에 영향을 준다. 또 흉골 아랫부분은 명치라 부르는 검상돌기가 있는데 검상돌기가 휘거나 튀어 나와 있으면 건강이 좋지 않다. 그리고, 검상돌기는 심장 앞에 부착된 흉횡근과 횡격막이 복횡근과 부착되기 때문에 얼굴비대칭을 만드는 요인이 된다.

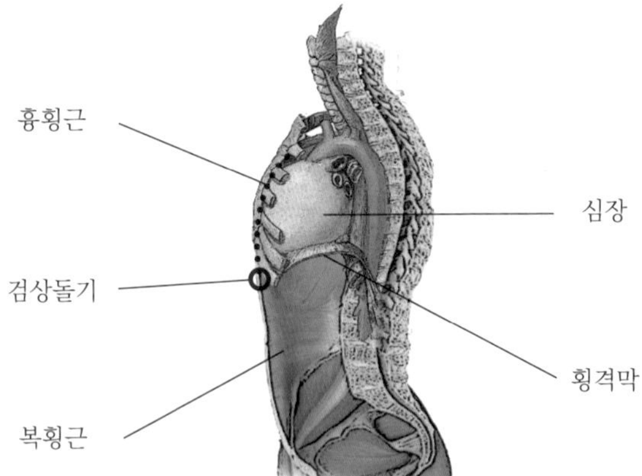

〈 fig 3-11. 검상돌기에 부착된 구조 〉

흉곽의 반사구는 얼굴의 위턱뼈와 광대뼈에서 나타난다. 임상적으로 바로 누운자세에서 오른쪽 광대뼈가 꺼지면 동측 하부늑골에 나타난다. 얼굴에서 광대는 호흡시 광대뼈와 위턱뼈가 봉합을 이루고 움직인다. 호흡할 때 하부늑골 좌우로 벌어진다. 호흡시 위턱뼈도 하부늑골과 좌우로 벌어지는 움직임을 갖기 때문이다.

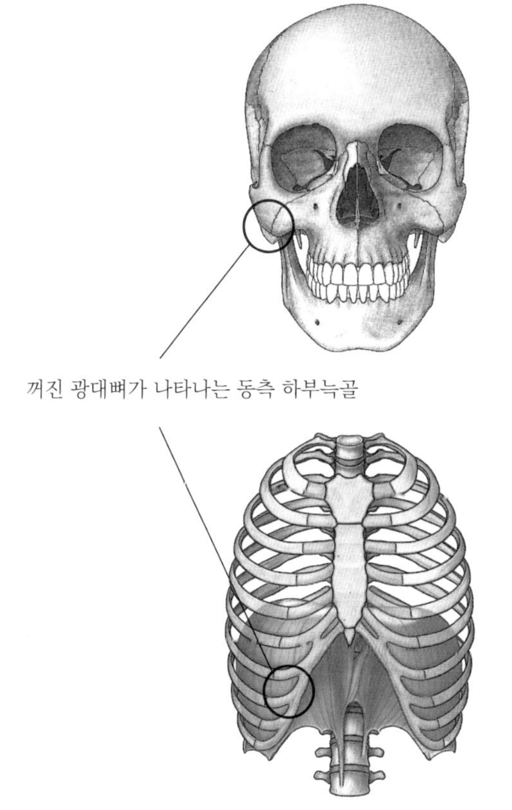

〈 fig 3-12. 광대뼈와 하부늑골 반사구 〉

어깨 꼴

어깨는 인체의 균형을 판단할 때 중요한 지표가 되는 곳이다. 일본의 연구보고서에 따르면 어깨가 아래로 처진 사람은 내장하수가 있고, 어깨가 좁은 사람은 폐결핵을 앓기 쉬우며, 어깨가 넓은 사람은 만성기관지염을 앓고, 어깨가 올라간 사람은 천식을 앓기 쉽다고 한다. 좌, 우의 어깨가 균형을 이루는 것이 척추 균형이 잡힌 것으로 간주하며, 왼쪽 어깨가 처지면 소화효소 분비기능이 좋은 반면 오른쪽 어깨가 처진 사람은 소화효소 분비가 떨어진다고 하였다.

견갑골은 거상, 하강 또는 내회전, 외회전의 4가지의 움직임을 가질 수 있다. 몸통이 내회전 되면 허리에서 한번 뒤틀리는 복합적인 형태를 취하게 되고, 이에 따라 반대쪽 어깨도 변화가 나타나게 되므로 단순한 움직임이 아닌 보다 복잡한 관계성을 가지고 보아야 한다. 특히 견갑골의 형태는 사람마다 다양하게 나타나는데 어깨가 'ㅅ'자로 처진형은 내성적인 경우가 많고, 어깨가 앞으로 굽어 있는 전굴형인 경우 목림프종대나 늑막염, 림프결핵을 앓기 쉽다. 견갑골이 뒤로 구부러진 후굴형은 소화기가 약한 편이며, 좌측 견갑골이 앞으로 구부러진 형은 왼쪽 폐가 약하고 심장이 좋지 않으며 동맥경화증이 오기 쉽다. 또한, 우측 견갑골이 앞으로 구부러진 형은 오른쪽 폐가 약하고 피부병이 오기 쉽다. 마지막으로 좌측 견갑골이 뒤로 구부러진 형은 발에 땀이 많이 날 수 있고, 우측 견갑골이 뒤로 구부러진 형은 허리위로 땀이 많이 난다.

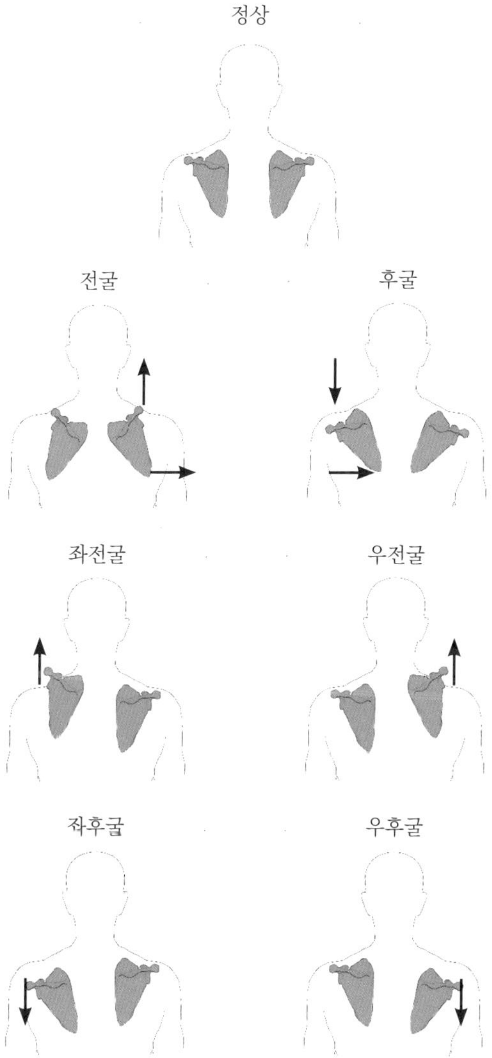

〈 fig 3-13. 어깨형태 〉

척추

척추는 경추7개 흉추12개 요추5개, 엉치뼈1개, 꼬리뼈1개로 구성된 인체의 기둥과 같은 역할을 하는 뼈이다. 흉추는 늑골 12개가 끼어 있어 움직이지 자유롭지 못하지만 경추, 요추는 가장 많이 사용하고 움직임이 자유로운 편이어서 가장 틀어지기 쉬운 뼈이고, 얼굴비대칭에 가장 크게 작용한다. 최근들어 척추의 중요성을 크게 인식하여 오장육부와의 상응관계 연구가 활발하게 이루어지고 있다. 동양의학에서 표현하기를 등에는 삼관이 있다고하여 뒤통수는 옥침관, 등 양옆은 횡격막을 가리키는 녹로관, 꼬리뼈에는 미려관이라하여 정기가 오르내리는 길이라 하였다. 이 통로는 뇌척수막의 순환을 가리키는 말로 뇌척수막이 죽을 때까지 오르락 내리락 하며 노폐물 청소도 하고 호르몬을 실어나르는 기능을 한다.

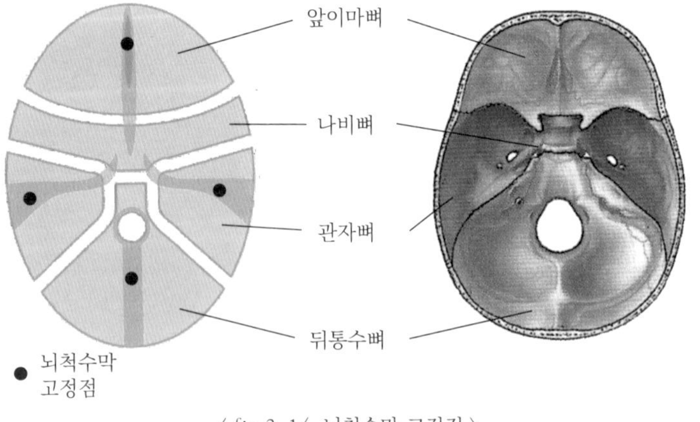

〈 fig 3-14. 뇌척수막 고정점 〉

뇌척수막은 얼굴윤곽술에서 가장 중요한 인체의 구조물이다. 뇌척수막은 뇌를 감싸고 있고, 얼굴변형을 많이 일으키는 머리뼈 안쪽에서 고정되어 있기 때문이다. 머리뼈 바닥은 뒤통수뼈, 관자뼈, 나비뼈, 앞이마뼈로 구성되어 있는데 이 네개의 뼈에 뇌척수막이 고정되어 있다. 뇌척수막안에는 뇌척수액이 들어 있고, 인간이 죽을때까지 멈추지 않고 순환한다. 그러나 경추나 허리의 척추뼈가 틀어지면 뇌척수막의 운동에 변화가 일어나고, 이로 인해 얼굴의 형태도 점차 변하게 된다.

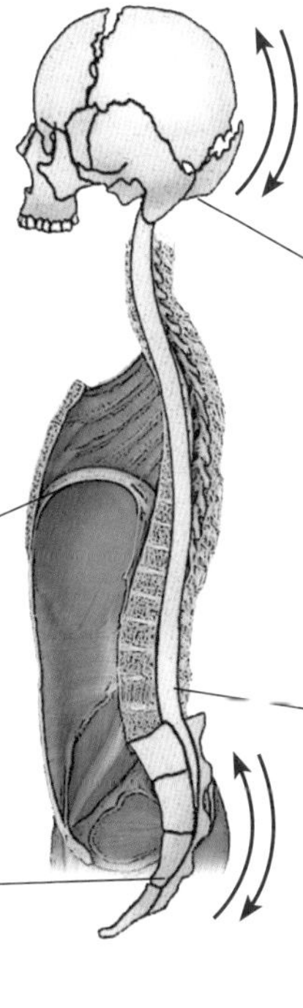

〈 fig 3-15. 뇌척수막 움직임 〉

복부

복부는 옛부터 신체 다른 부위보다 중요하게 여겼다. 모든 오장육부가 들어 있는 곳 이기 때문이다. 하지만 단순히 오장육부의 보관장소이기 때문이 아니라 동양의학에서는 오장육부가 뇌와 깊은 연관이 있다고 여겼기 때문이다. 복부의 각 명칭은 검상돌기 부분은 '심하'라 하고, 상복부에 해당하는 부분은 '위완'이라하며, 배꼽주위는 '대복', 배꼽아래를 '소복'이라 한다.

복부는 등에 있는 기립근과 연결되어 몸통을 바로세우는 역할을 한다. 따라서 복부가 틀어지면 몸통을 비롯해 얼굴까지도 틀어지게 된다. 복부근육은 견갑골과 골반에 여덟 개의 방향으로 연결되어 호흡시 작용한다.

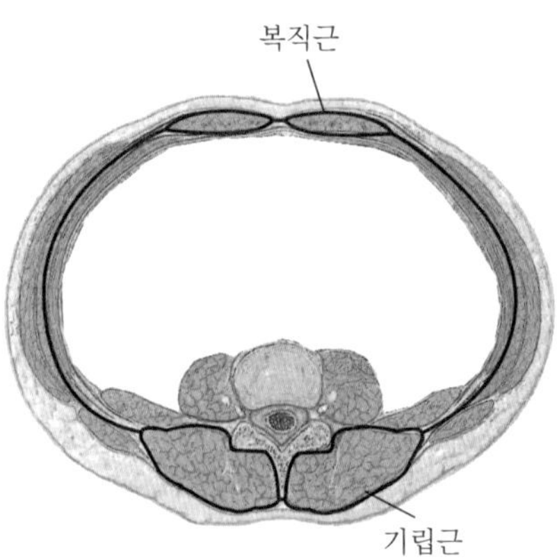

〈 fig 3-16. 복부근육 횡단면 〉

임상적으로 복부의 형태를 살펴보면 가로줄이 그어진 복부는 비장이 약한 경향이 있고, 공모양의 복부는 장이 마비되고 장이 막혀 기능이 부전되어 독소를 배출한다. 대장기능에 이상이 있으면 복벽이 탄력이 떨어지고 장연동운동이 떨어질 때 복부가 공모양이 된다. 상복부의 팽윤은 위장가능이 좋지않을 때 나타나며 우측팽윤은 간, 좌측팽윤은 비장에 문제가 있을 때 나타난다. 또한, 하복부 팽윤의 경우 난소기능이 문제 될 때 나타난다. 어혈이 많은 경우는 아랫배가 팽만하며 특히 왼쪽 아랫배가 더 아프다

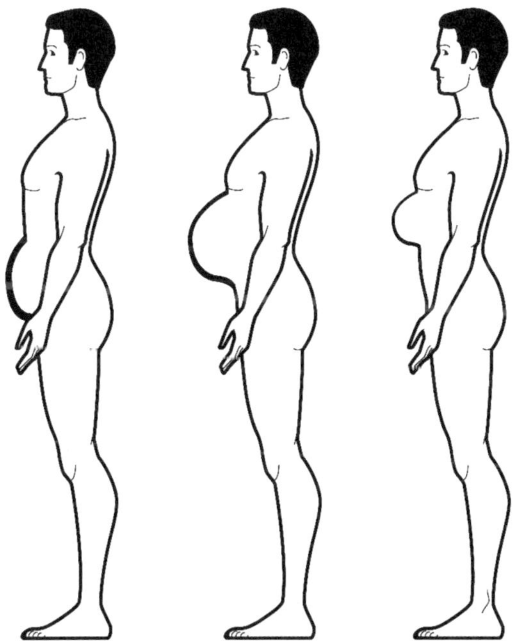

〈 fig 3-17. 복부형태 〉

배꼽진단

배꼽은 뱃심이나 배짱이나 배포를 표현할 때 적용되는 말이다. 이와 같은 단어는 정신력을 표현 할 때 사용하는 단어로 배꼽은 정신력의 집합처라 할 수 있다. 배꼽은 상, 하, 좌, 우 중심에 있어야 한다. 몸의 음양의 평형상태가 나타나는 곳이기도 하며, 외부의 차고 더운 기후에 영향을 많이 받는 곳이기도 하다. 배꼽은 대채로 원형이나 타원형이며, 배꼽의 가장자리가 한쪽으로 찌그러지지 않고, 약간 들어가 있는 것이 오장육부의 기가 충만하다고 본다. 배꼽은 인체의 근육과 오장육부의 막이 연결되어 있고 호흡운동 통해 복부근육의 일정한 방향으로 움직임을 가지고 있기 때문에 배꼽이 한쪽으로 치우쳐 있다는 것은 그 방향의 근육들의 움직임이 제한되어 있어 몸의 불균형을 만든다는 뜻이다. 결국 배꼽이 중심에 있지 않으면 얼굴도 비대칭이 될 가능성이 높다.

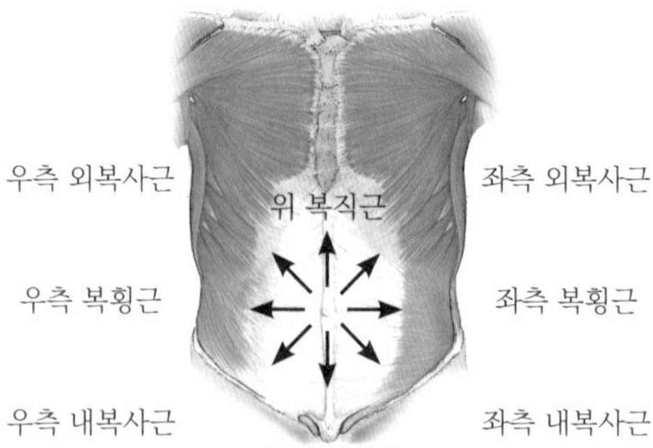

〈 fig 3-18. 배꼽중심의 복부근육의 움직임 〉

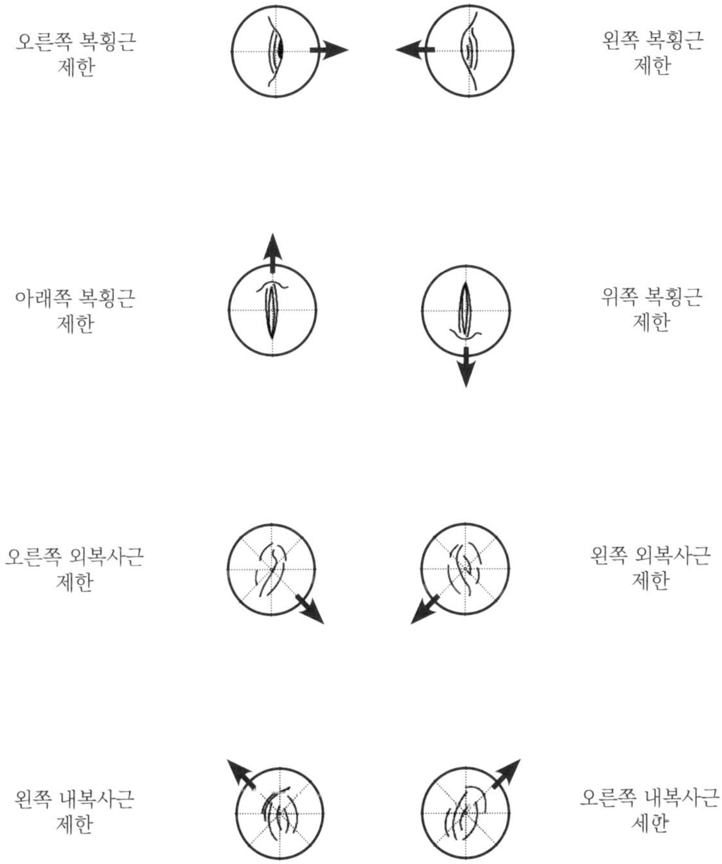
오른쪽 복횡근
제한
왼쪽 복횡근
제한
아래쪽 복횡근
제한
위쪽 복횡근
제한
오른쪽 외복사근
제한
왼쪽 외복사근
제한
왼쪽 내복사근
제한
오른쪽 내복사근
세한

〈 fig 3-19. 배꼽 〉

배꼽모양 분석

- 원형 : 가장 좋은 형태의 배꼽으로 오장육부가 모두 건강하다고 기가 넘친다.
- 만월형 : 배꼽형태가 풍만하고 약간 ㅡ 형태이다. 여성이 이런 모양의 배꼽에 하복부에 탄력까지 있으면 좋은 형태라고 평가한다.
- 상향 : 배꼽이 위로 열어진 상태이다. 남, 녀를 불문하고 위와 담낭, 췌장, 간이 좋지 않다.
- 하향 : 상향과 반대의 형태로 만성위장병과 산부인과 질환이 올 수 있는 배꼽이다.
- 우편형 : 간염 또는 십이지장궤양이 오기 쉬운 배꼽이다.
- 좌편형 : 변비 또는 대장점막질환이 오기 쉬운 배꼽이다.
- 돌출형 : 난소낭종이 생길 수 있고, 뱃속에 노폐물이 많이 쌓이게 된다.
- 함몰형 : 뱃속에 염증이 생길 수 있다.

- 배꼽이 작고 깊이가 얕은형 : 배꼽의 깊이가 얕은 것은 몸이 약한타입이다. 무기력증이 올수 있으며 순환기능에도 문제가 올 수 있다.

여성의 몸이야기

여성과 호르몬

여성호르몬에는 에스트로겐과 프로게스테론이라는 두종류의 호르몬이 있다. 에스트로겐은 여성의 미적 요소와 관련있는 호르몬으로 피부나 머리카락의 탄력을 유지해주는 호르몬이다. 또한, 여성의 S라인과 같은 몸매를 만들어 주는 데에 지대한 영향을 끼치기에 여성호르몬의 대표 주자라는 별칭으로 불리기도 한다.

프로게스테론은 자궁의 임신과 연관성이 깊고, 엄마호르몬이라 별칭으로 부르기도 한다. 프로게스테론은 임신할 수 있는 자궁의 내막을 만들고 자궁내막에 수정란이 잘 부착될 수 있도록 해준다. 하지만 변비를 유발하고 피지 분비를 촉진시키기 때문에 에스트로겐과 달리 미용적인 부분에는 좋지 않은 영향을 미친다.

또한, 미용에 긍정적인 에스트로겐은 유방암이나 자궁암의 발병 가능성을 높이는 단점이 있다. 예뻐지고 미인이 되는것 역시 중요하지만, 여성성을 만드는 호르몬이 너무 지나치게 강할 때 암을 유발 하여 건강에 균형을 해칠 수도 있다는 것을 반드시 생각해야 한다. 미용적으로 큰 영향은 없으나 프로게스테론은 과다분비되는 에스트로겐을 적절하게 조절하는 핵심적인 항상성 기능을 가지고 있다. 현대 여성에게 발병하는 질병 중에 자궁암이나 유방암이 여성 암의 1, 2위를 차지한다는 것은 에스트로겐이 과도한 여성들이 많다고 볼 수 있다. 따라서 아이를 가지지 않은 여성이 자궁 또는 유방의 문제가 발생할 확률이 높다. 하지만 아이를 낳지 않는 것이 여성의 건강에 좋은 것만은 아니다. 왜냐하면 여성이 임신을 하게 되면 여성의 몸은 자동으로 프로게스테론이 분비된다. 이를 통해 해당 나이대의 여성의 몸에 호르몬의 균형을 유지할 수 있게 되는 것이다.

또한, 각 기관마다 조금씩 다르지만 일정나이가 되면 퇴화가 시작된다 여성의 호르몬도 20대 후반부터 줄어들기 시작하는데, 이러한 여성의 여성호르몬이 작용하는 곳은 뼈와 자궁, 유방이다. 그리고 어느 여성이든지 모두 폐경기를 맞이한다. 폐경 시기가 되면 많은 여성이 에스트로겐의 처방을 받는다. 이는 아마도 폐경기가 지나면 피부가 늙어 주름살이 생겨 외모가 나이든 외모로 변화하는 과정을 조금이라도 늦추고자 하는 생각이었을 것이다. 하지만, 앞서 말했듯 에스트로겐을 처방 받아 복용하면 프로게스테론과의 자연스러운 인체 내의 호르몬 균형이 깨지게 되어 건강을 해친다. 비단 여성 호르몬 뿐만이 아니라 인체 내에서 분비되는 호르몬은 마치 교향곡의 연주와 같다. 교향곡은 수많은 악기가 조화롭게 연주되어야 아름다운 연주가 완성되듯이 호르몬 역시 인체 내에서 다양한 호르몬이 균형을 가지고 조화롭게 어우러져야 건강한 아름다움을 지킬 수 있다.

에스트로겐의 높으면 프로게스테론이 낮아지고, 스트레스 호르몬인 코티졸이 높으면 프로게스테론이나 부신에서 나오는 스테로이드 호르몬인 DHEA가 작아진다. 스테로이드 호르몬이란 천연 항생제 역할을 수행하는 호르몬이다. 당질 코르티코이드, 무기질코르티코이드, 안드로겐, 에스트로겐, 프로게스테론의 다섯가지 종류로 구분된다. 스테로이드 호르몬은 여성의 난소와 부신에서 만들어지는데 난소가 있는 골반이나, 부신이 있는 허리부위의 구조적 제한은 난소나 부신의 기능을 저하 시킬 수 있다. 스테로이드 호르몬은 인체의 모든 기관들에게 영향을 미치는 인자이며 다른호르몬들과도 밀접하게 상호작용을 한다.

현대인들은 스트레스에 노출되어 있기 때문에 코티졸 생산을 많이 한다. 코티졸이 많이 분비되면 프로게스테론과 상반된 작용을 한다. 프로게스테론이 골세포에서 뼈를 만들고, 코티졸은 골세포에 뼈생산을 중지하는 기능을 한다. 따라서 과도한 스트레스로 인해 코티졸 분비가 많아지면 골다공증이 쉽게 생긴다.

호르몬이란 감정의 변화를 일으키는 물질이다. 과다한 테스토스테론은 분노를 유발하고 과다한 에스트로겐에 의해 신경이 예민해진다. 반대로 프로게스테론은 평온함을 가져다주는데 에스드로겐이 과도할 경우 프로게스테론의 분비가 낮아져 필연적으로 신경이 예민 해질 수 밖에 없다. DHEA는 행복감을 유발하는 호르몬인데 코티졸이 높으면 분비되지 못한다.

프로게스테론은 주로 난소 안에 있는 황체에서 배란 후 만들어내는 여성호르몬이다. 이 외에도 부신과 임신 중의 태반에서도 분비된다. 이렇듯 다양한 곳에서 분비되는 프로게스테론은 최초 태반에 착상된 수정란이 태아가되고, 더 나아가 분만까지 성공적으로 자라날 수 있도록 해주는 필수적인 호르몬이다.

호르몬을 조절하는 스위치는 뇌에 있다. 뇌에 있는 뇌하수체는 인체의 호르몬이 나오는 창고이다. 뇌하수체는 나비뼈 중앙에 터어키안이라는 나비뼈 공간에 매달려 있다. 뇌하수체는 1cm정도 되는 콩알형태이며 0.5g정도의 무게로 인체 전체를 조절 통제 한다.

인체의 모든 것은 균형을 유지해야 한다. 특히, 호르몬은 양날의 검을 가지고 있다. 여성의 호르몬을 예로 들자면 에스트로겐이 많이 분비되면 신경이 예민해지고, 불면증이 온다. 그러나 부족하면 오히려 무기력해지고, 우울증이 온다. 또한, 에스트로겐은 자궁의 기능과 성장을 조절하며 자궁내막을 증식시키거나 자궁 내 혈액을 풍부하게 하는 기능도 수행한다.

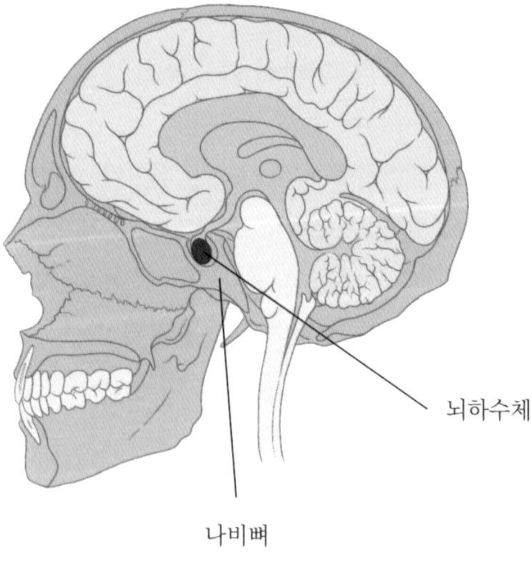

〈 fig 3-20. 뇌하수체 〉

세포성장을 자극하는 기능을 말하는데 이를 통해 월경 초기에 자궁 내 혈액이 풍부한 조직을 만들라는 신호를 보낸다. 세포성장을 돕기 때문에 나쁘게 작용할 경우 암세포도 증식시키는 부정적 영향도 가지고 있다.

그리고, 환경호르몬이 인체에 미치는 영향도 무시할 수 없다. 예를 들면 가짜 에스트로겐의 작용으로 인해 인체가 겪는 혼란이 있다. 여성의 몸이 가짜 에스트로겐에게 속으면 월경을 하기위하여 자궁내막이 준비를 한다. 이 과정이 반복되면 자궁내막이 두꺼워져 정작 월경 때는 자궁내막이 탈락하지 못하는 경우가 생기고, 이로인해 극심한 월경통이 발생한다.

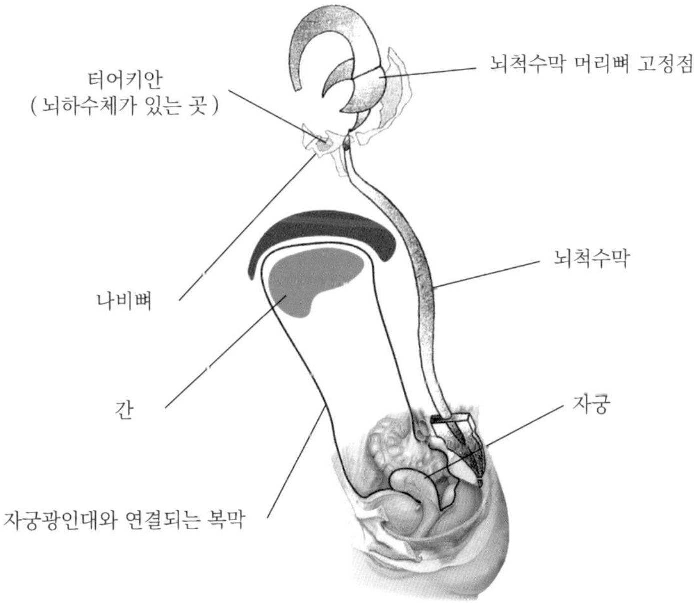

〈 fig 3-21. 뇌하수체와 호르몬 〉

〈에스트로겐 우세증상〉

- 노화 가속화
- 천식, 두드러기
- 자가면역장애
- 유방암
- 갑상선 기능장애로 인한 수족냉증
- 우울증
- 안구건조증
- 월경 시작일 앞당겨짐
- 자궁내막염
- 복부, 엉덩이, 허벅지 지방축적
- 피로
- 저혈당증
- 두통
- 불임
- 과민성 신경장애
- 불면증
- 마그네슘 결핍
- 기억력감퇴
- 골다공증
- 다낭성난소
- 갑상선기능저하증
- 불규칙한 월경
- 수분정체
- 아연결핍
- 자궁암

자궁이야기

여성의 자궁은 계란정도의 크기를 가지고 있으며, 강한 근육조직으로 이루어져 있다. 자궁과 연결된 질을 통해 아기가 세상 밖으로 나오는 곳이기 때문이다. 또한, 자궁은 아기가 10달간 기거하는 집이기도 하다. 따라서 어머니의 몸 중심에 자리잡고 있는 것이 그 무엇보다도 중요하다. 자궁은 여성에게 단순히 아기집 이상의 의미를 가지고 있다. 여성들의 자궁은 여성들의 몸의 균형과 매우 깊은 연관이 있기 때문이다. 골반의 좌, 우 불균형은 자궁의 위치에 영향을 미치고, 이로 인해 임신 시 태반이 착상하는 위치를 결정 할 수 있기 때문이다. 또한 해부학적으로도, 동양의학적으로도 자궁은 간과 밀접한 연관성을 가지고 있다.

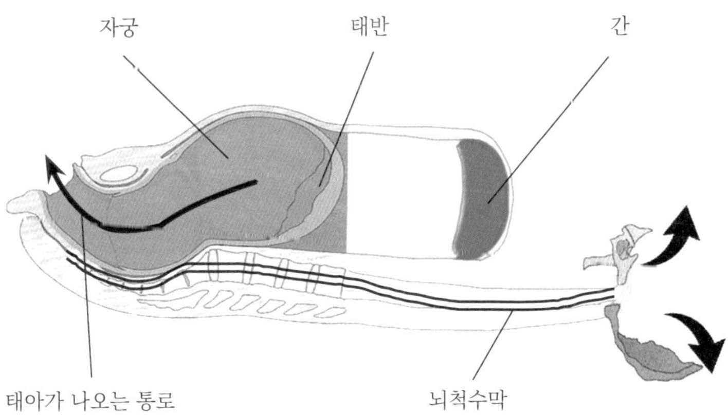

〈 fig 3-22. 자궁과 간 〉

자궁은 골반강 장기에 속한다. 자궁의 바깥쪽은 복막이 덮고 있으며, 이는 간을 감싸고 있는 막과 동일한 막이다. 즉, 간의 기능에 따라 여성들의 호르몬 대사에 불균형을 초래할 수 있으며, 이로 인해 자궁 내막의 정상적인 기능이나 임신에 영향을 미친다는 뜻이다.

최근 몸에 이상이 없는데도 착상이 잘 되지 않는 것은 자궁 자체 요인보다 다른 인체 환경의 원인이 있을 수 있다.

자궁의 해부학 구조를 보면 자궁 주변으로 많은 인대들이 있다. 인대는 자궁을 지탱하기 위하여 있는 구조물로 그만큼 자궁이 틀어지지 않도록 고정시키고 있는 구조물들이다. 질과 자궁경부의 만나는 곳을 자궁 목이라 하는데 이 경계는 자궁의 움직임과 관계되는 곳이다. 자궁 목에는 자궁목인대가 있어 자궁이 한쪽으로 치우치지 않도록 지탱해준다. 자궁을 전체적으로 덮고 있는 자궁광인대는 복막으로 연결되어 간을 싸고 있는 막으로 연결된다

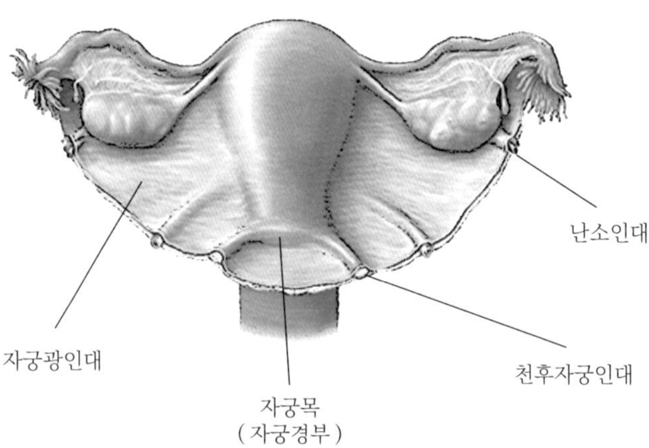

〈 fig 3-22. 자궁과 간 〉

난소알기

난자를 만들고 에스트로겐, 프로게스테론, 테스토스테론과 같은 성 호르몬을 분비하는 여성의 생식기관으로 알려진 난소는 나팔관 아래에서 자궁보다 약간 뒤쪽에 위치한다. 난소는 아랫배 깊숙이 양쪽에 하나씩 자리잡고 있으며 아몬드 형태의 모양으로 두 가지 기본적인 기능을 갖는다. 하나는 난자를 내보내는 기능이고, 또 하나는 여성 호르몬인 에스트로겐과 프로게스테론을 분비하는 기능이다. 이러한 기능 때문에 생리주기와 임신이 조절되고, 유방의 발달 등과 같은 여성의 성징이 나타나게 되는 것이다. 난소는 남성의 고환과 같은 개념으로 호르몬을 생성하는 남성의 고환이 에너지와 성욕의 원천인 것처럼 난소 역시 비슷한 기능을 한다.

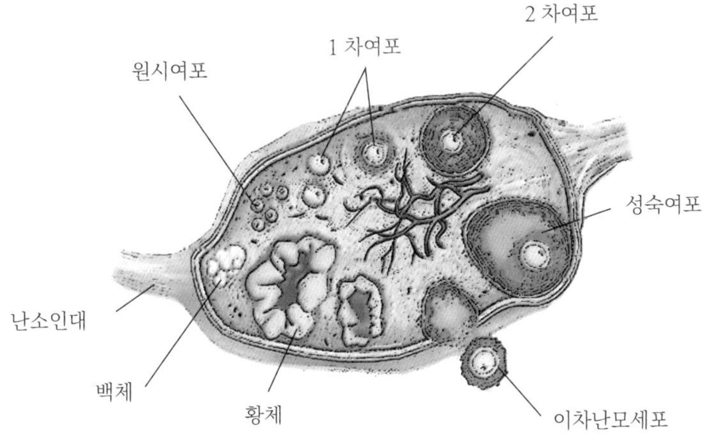

〈 fig 3-23. 난소의 구조 〉

난자는 인체의 세포중 가장 큰 세포이며 0.2mm 정도의 크기이다. 정자에 비해 수십배 크고 무게는 15만배나 더 무겁다. 여성의 난자는 남성의 정자와 달리 태어나기 전에 이미 제1난모세포상태로 분열되어 있는데 갓 태어난 여자아이의 난소 속에 이미 200만개 이상 만들어져 있다. 사춘기가 되면 난자의 수는 급격히 감소하여 4만개정도 되며 폐경기가 되면 400-500개정도 된다. 1개의 난모세포는 1개의 난자를 키운다.

난자는 정자를 만나야만 수정이라는 것을 거쳐 새로운 모습으로 태어난다. 남성 한명이 일생동안 생산하는 정자는 5000억개 정도이다. 남성은 '사정'이라는 행위를 통해 정자를 몸 밖으로 분출하는데, 남성의 1회 사정액은 개인에 따라 다르지만 보통 3ml이며, 그 안에 3~5억개의 정자가 들어 있다.

난자는 여성의 유전물질을 가진 핵을 중심에 가지고 있으며, 정자에 있는 유전물질과 함께 태아의 유전형질을 결정짓는다. 따라서 난자를 품고있는 여성의 몸에 대한 건강 및 균형관리는 아이의 유전형질에 지대한 영향을 미치게 된다.

난소에서 분비되는 호르몬은 난포로부터 분비되는 에스트로겐과 황체로부터 분비되는 프로게스테론이 있으며, 보통 여성호르몬이라 말한다. 평소 월경주기가 규칙적이고 제 기능을 다하고 있는 난소의 경우 18~28일 마다 난관으로 난자 하나씩을 내보내게 된다. 이처럼 난자를 내보내는 현상을 배란이라고 말한다.

난소에 있던 난자는 뇌에서 나오는 호르몬 신호에 따라 그것을 둘러싸고 있던 조직이 확대되고, 완전하게 난포가 성숙하면 난소 바깥쪽으로 움직이며, 크기가 커지면 난포는 에스트로겐을 만들기 시작한다. 매달 120개 정도의 난포가 난자의 성숙과정이 참여하지만 정상적인 경우에 단 한 개만이 난자배출 즉, 배란에 성공한다. 배란이 되면 해 난포는 황체로 바뀌게 되고, 프로게스테론을 풍부하게 만들어 다른 난소의 난포는 더 이상 배란하지 못하게 만든다. 최근에는 중학생 때부터 난소에 낭종이 흔하게 발견되거나, 다낭성낭종도 흔하게 발견되는 추세이다. 다낭성낭종은 비정상적으로 높은 황체자극호르몬과 난포자극호르몬이 분비되어 월경이상과 함께 난소에 여러개의 물혹이 생기는 것을 말한다. 이는 비만과 불임증을 동반하고, 남성호르몬에 의한 다모증을 발생시키기도 한다.

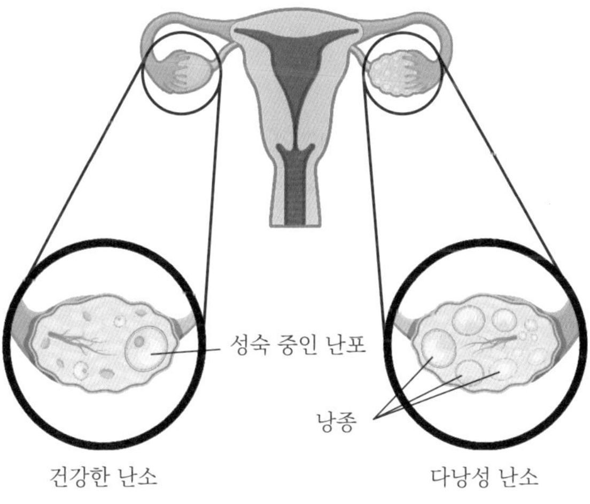

〈 fig 3-24. 난소의 구조 〉

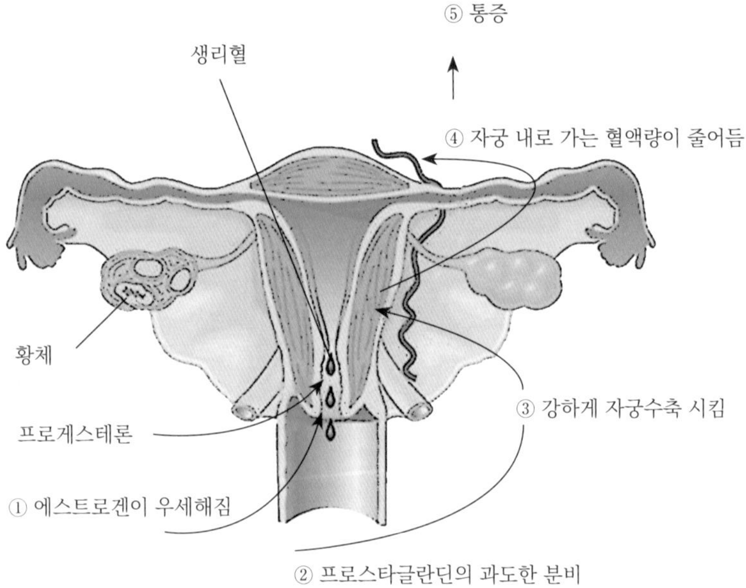

〈 fig 3-25. 생리통의 원인 〉

얼굴은 직접 만들어 가는 것
FACESTORY

1판 1쇄 펴냄 | 2024년 1월 2일

지은이 최윤지
감 수 김효린
펴낸이 황현욱
편 집 황현욱
디자인 Connie, 황현욱
인 쇄 쨍큐컴퍼니
발행처 도서출판 M&S
등 록 2012.6.8(제2012-000013호)
주 소 서울시 서초구 방배로175, 동성빌딩 202호
이메일 wook_2000@hanmail.net
ISBN 978-89-961061-4-2
값 20,000원